U0302445

心电图标准口袋书

胡大一 著

科学技术文献出版社
SCIENTIFIC AND TECHNICAL DOCUMENTATION PRESS
·北京·

Simplified Chinese Language edition published by pharma-service owned by Buclas·布克（北京）文化传播有限公司。© 2018 pharma-service,owned by pharma-service Buclas·布克（北京）文化传播有限公司。

图书在版编目（ＣＩＰ）数据

心电图标准口袋书 / 胡大一著．—北京：科学技术文献出版社，2018.11
ISBN 978-7-5189-3737-0

I.①心…II.①胡…III.①心电图—诊断—标准 IV.① R540.4-65

中国版本图书馆 CIP 数据核字（2017）第 324275 号

书　　　　名	：	心电图标准口袋书
策 划 编 辑	：	袁婴婴
责 任 编 辑	：	巨娟梅　袁婴婴
出　版　者	：	科学技术文献出版社
地　　　址	：	北京市复兴路 15 号　邮编 100038
印　刷　者	：	北京蓝图印刷有限公司
版　　　次	：	2018 年 11 月第 1 版　2018 年 11 月第 1 次印刷
开　　　本	：	787×1092 1/32
字　　　数	：	41 千
印　　　张	：	4.875
书　　　号	：	ISBN 978-7-5189-3737-0
定　　　价	：	49.00 元

策 划 执 行： **Pharma-service** Buclas·布克 医学出版事业部
团 购 电 话：+86-10-51284280.87952148
发 行 者：布克（北京）文化传播有限公司
个 人 订 购：布克的礼物（淘宝网）官方网址 buclas.taobao.com
　　　　　　　（成为布克会员，享受更多优惠）
网　　　址：www.pharma-service.com.cn　www.Buclas.com
如有质量问题，请直接与我公司联系调换。

Buclas·布克医学出版事业部出版的各类医学教育图书和各种产品均可在大多数网站及 Buclas·布克网站购买。

作者、编者和出版人员已尽力提供准确的信息。然而，对于错误、遗漏或者任何使用书中内容造成的后果概不负责，并且对于书中描述的产品和方法的使用也不负责。在本书中描述的治疗方法和不良反应可能并非适用于所有人，同理，部分人群的适宜剂量或者发生的不良反应可能与此书所描述的不完全一致。书中所提及的药物和医疗装置的使用范围可能受到食品药品监督管理局（FDA）的控制，只能用于学术研究或者临床试验。研究结果、临床实践和国家的规章制度经常改变本领域内已被公认的标准。临床上考虑使用某个药物时，医务工作者和读者需参考 FDA 对该药物的审批情况，同时也要阅读药品说明书，浏览和掌握关于用药剂量、预防措施和禁忌证等方面的最新资料和推荐意见，然后做出恰当的临床决策。对于新药和罕用药物，以上做法尤为重要。

前言

在科学高度发展的今天，虽然各种心脏检查技术更新发展很快，但心电图检查仍然是诊断心脏疾病最基本、最经济、最常用的工具。心电图的阅读和识别是心血管专科医生和广大医务工作者重要的基本功之一。

本书用简洁的语言对心电图各种波形的形成、正常及异常波形特点进行阐述，图文并茂，内容易懂易记，并为读者提供了一个系统的心电图分析步骤。本书列举了各种心律失常、心房／心室扩大、心肌缺血／损伤／梗死变化，以及起搏器心电图等心电图实例，并对各种疾病的心电图诊断要点进行了介绍，侧重培养临床医生在实际工作中的心电图分析技巧及诊断能力，是一本不可多得的心电图临床指导用书，希望能为临床一线工作的医生及医学院校学生和研究生提供有益的指导。

由于时间仓促，错误在所难免，欢迎读者和专家学者批评指正。若有不当之处，烦请读者参阅原文。

北京大学人民医院

胡大一

目录

缩略语

APC	房性期前收缩
AV	房室性
bpm	心率
COPD	慢性阻塞性肺疾病
ECG	心电图
IVCD	室内传导异常
JPC	交界性期前收缩
LAFB	左前分支传导阻滞
LBBB	左束支传导阻滞
LPFB	左后分支传导阻滞
LVH	左心室肥大
MI	心肌梗死
RBBB	右束支传导阻滞
RVH	右心室肥大
SA	窦房
SVT	室上性心动过速
VA	房室
VF	心室颤动
VPC	室性期前收缩
VT	室性心动过速
WPW	预激综合征

QRS 波命名的方法

QRS 波的振幅大小用大写字母和小写字母来区别。例如：rS 波是指 QRS 波形是由一个小 R 波和一个大 S 波组成；qRs 波是指 QRS 波形包括一个小 Q 波，一个大 R 波，一个小 S 波；RSR′ 波是指 QRS 波包含一个大 R 波，一个大 S 波和第二个 R 波。当一个 QRS 波只有一个 Q 波时，命名该波为 QS 波。

—第 1 章—

解读心电图的方法

对每一帧心电图应进行全面而系统的分析，应用 ECG 标准时要有条理、有固定标准并且要严谨。每一份心电图均应进行以下分析：

一旦确定了心电图的特点，应回答以下几个问题：

1. 是否存在任何心律失常或者传导异常？
2. 是否有心腔扩大或者心肌肥厚？
3. 是否有心肌缺血、损伤或者梗死？
4. 是否有临床疾病？

一定要结合临床病史分析每帧心电图。例如，在一位既往没有心脏病史的年轻无症状的患者，心电图示广泛导联 ST 段轻度抬高，可能是早期复极异常。而同样的心电图出现在一个有胸痛症状及心包摩擦音的患者身上时，很可能诊断为急性心包炎。

第 1 节 心率

以下方法可用以判断心率（假设标准纸速是 25mm/s）。

规则心律

· 数两个 P 波之间大格的数目（心房率），或者是两个 R 波之间的大格数目（心室率），或者是起搏器信号之间的数目（起搏器频率）。

· 心率 =300 除以大格数。

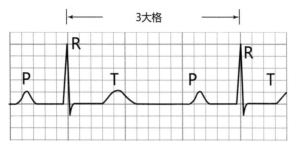

心率 = 300 ÷ 两个 R 波之间的大格数 = 300 ÷ 3 = 100 次 / 分

注意：相比 300 除以大格数，记忆心率和心电图上每一个大格的联系更简单。

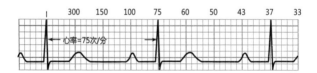

注意： 如果两个波之间的大格数不是整数，可以大概估计心率（这是常规实践），或者是 1500 除以两个波之间的小格数，如两个 P 波之间（心房率），R 波之间（心室率），或者是起搏器信号之间（起搏器频率）。

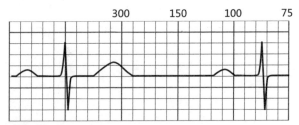

估算心率 =100 与 75 的中间 ≈ 87 bpm（或 1500÷17.5 小格数）

注意： 对于 150~300 次 / 分的心动过速，记住小格数对应的心率数是很有用的。

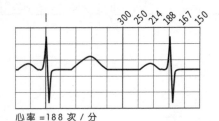

心率 =188 次 / 分

心律缓慢或不规则

· 在心电图顶部或底部标注3秒的标记。

· 数在6秒内出现的QRS波（P波或起搏信号）数目（例：在两个连续标记的3秒内）。

· 上述得到的数字乘以10就是每分钟心率。

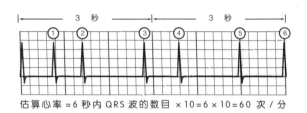

估算心率＝6秒内QRS波的数目×10＝6×10＝60次/分

第2节 P波

P波的意义

· P波代表心房的电活动。P波的前一半和后一半大致相当于右心房和左心房产生的电活动。

P波的测量

· 时间（秒）：测出的P波开始到P波结束的时间。

· 振幅（mm）：即测出的P波基线到波形最顶端（或最低端）的距离。分别计算波形正负向波群的距离。标准心电图1小格＝1mm（10mm＝1mV）。

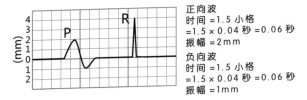

正向波
时间 =1.5 小格
=1.5 × 0.04 秒 =0.06 秒
振幅 =2mm

负向波
时间 =1.5 小格
=1.5 × 0.04 秒 =0.06 秒
振幅 =1mm

· 形态：

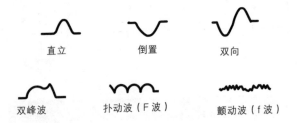

P 波特点

· 正常 P 波时间：0.08~0.11 秒。

· 正常 P 波电轴：0°~75°。

· 正常 P 波形态：Ⅰ、Ⅱ、aVF 为正向波；Ⅲ、aVL、
  V_1、V_2 为正向波或双向波；可出现小切迹。

· 正常 P 波振幅：肢体导联 <2.5mm；V_1 正向 <1.5mm 且负向
  <1mm。

第 3 节 心律的起源

确定心律是分析心电图时最困难和复杂的事情之一，也是电脑分析心电图最常犯的错误之一。正确分析心律需要综合考虑心率，R－R是否规则，P波形态，PR间期，QRS的宽度及P波与QRS的关系。没有一种方法能够简单的描述所有不同的变化。但是下面的心律确认表格可以做一有用的参考，主要是根据P：QRS关系及心率判断。

P ： QRS 比率

· P ： QRS<1：交界性或室性期前收缩、心律（逸搏，加速性心律，心动过速）。

  P ： QRS=1

· P波在 QRS 之前：窦性心律；异位房性心律；多源性房性心动过速；游走性心房起搏点；室上性心动过速（窦房结折返性心动过速，自律性房性心动过速），二度窦房传出阻滞；上述任何情况伴下传心室的房性期前收缩。

· P波在 QRS 波之后：室上性心动过速（房室结折返性心动过速，顺向折返的室上性心动过速）；交界性或室性心律伴有 1:1 逆传心房。

  无 P 波：心房颤动；心房扑动；窦性停搏伴有交界性或室性逸搏；室上性心动过速（房室结折返性心动过速、房室折返性心动过速），P 波融合在 QRS 波中的交界性心动过速或室性心动过速；室颤。

心率 <100 次 / 分

窄 QRS 波（<0.12 秒）——R–R 规整

- 窦性 P 波，60~100 次 / 分：窦性心律。
- 窦性 P 波，<60 次 / 分：窦性心动过缓。
- 非窦性 P 波，PR ≥ 0.12 秒：异位房性心律。
- 非窦性 P 波，PR<0.12 秒：交界性或低位房性心律。
- 锯齿状扑动波：心房扑动，通常伴有 4:1 房室传导阻滞。
- 无 P 波，<60 次 / 分：交界性心律。
- 无 P 波，60~100 次 / 分：加速性交界性心律。

窄 QRS 波——R–R 不规则

- 窦性 P 波，P–P 变化 >0.16 秒：窦性心律不齐。
- 窦性及非窦性 P 波：游走性房性起搏。
- 任何规则心律伴有二度或三度房室传导阻滞或期前收缩。
- 细小或粗大的基线振动：心房颤动伴缓慢心室律。
- 锯齿样扑动波：心房扑动，通常伴有不同程度的房室传导阻滞。
- P：QRS>1：二度或三度房室传导阻滞或房性期前收缩未下传。
- P：QRS<1：交界性或室性期前收缩或逸搏心律。

宽 QRS 波（≥ 0.12 秒）

- 窦性或非窦性 P 波：任何室上性心律伴有预先存在的室内传导异常（例如束支传导阻滞）或差异性传导。
- 无 P 波 *，心率 <60 次 / 分：室性自主心律。
- 无 P 波 *，心率 60~100 次 / 分：加速性室性自主心律。

"*" 可能存在房室分离。

心率 >100 次 / 分

窄 QRS 波（<0.12 秒）——R-R 规则

- 窦性 P 波：窦性心动过速。
- 扑动波：心房扑动。
- 无 P 波：房室结折返性心动过速（AVNRT）、交界性心动过速。
- 短 R-P 间期（R-P< R-R 期间的 50%）：AVNRT、顺向型房室折返性心动过速、房性心动过速伴一度房室传导阻滞、交界性心动过速伴 1:1 逆传心房。
- 长 R-P 间期（R-P> R-R 间期的 50%）：房性心动过速，窦房结折返性心动过速，非典型性 AVNRT，顺向型房室折返性心动过速伴室房传导延迟。

窄 QRS 波——R-R 不规则

- 非窦性 P 波，>3 个形态：多源性房性心动过速。
- 细小或粗大的基线振动：心房颤动。
- 扑动波：心房扑动。
- 任何规则心律伴有二度或三度房室传导阻滞或期前收缩。

宽 QRS 波（≥ 0.12 秒）

- 窦性或非窦性 P 波：任何规则或不规则室上性心律伴有预先存在的室内传导阻滞或差异性传导。
- 无 P 波，心率 100~110 次 / 分：加速性室性自主心律。
- 无 P 波，心率 110~250 次 / 分，室性心动过速：房室折返性心动过速伴差异性传导。
- 不规则，多形态，主波方向交替：尖端扭转型室速。
- 混乱的不规则的振动波，无明确的 QRS 波：心室颤动。

第 4 节 PR 间期及 PR 段

PR 间期及 PR 段的意义

· PR 间期代表从心房除极开始到心室除极开始的传导时间，它不代表从窦房结到心房的传导。

· PR 段代表心房复极化。

PR 间期及 PR 段的测量

· PR 间期（秒）：P 波的开始到 QRS 波群的第一个波折。测量图中最长的 PR 间期。

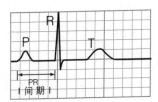

PR 间期 = 4 小格 = 4 × 0.04 秒
= 0.16 秒

· PR 段（mm）：相对于 TP 段（T 波结束到 P 波开始）抬高或压低的程度。

PR 间期的定义

正常 PR 间期：0.12~0.20 秒

- PR 间期延长：>0.20 秒。
- PR 间期缩短：<0.12 秒。

PR 段

- 正常的 PR 段：通常是等电位的。但有可能升高或降低（同 P 波方向相反），抬高通常 <0.5mm，压低通常 <0.8mm。
- PR 段抬高：通常 ≥ 0.5mm。
- PR 段压低：通常 ≥ 0.8mm。

第 5 节 QRS 时限

QRS 时限的意义

· 心室电活动的持续时间。

QRS 时限的测量

· 以秒为单位,从 QRS (或 QS) 波群开始到结束。

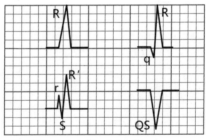

QRS 时限 =1.5 小格 =0.06 秒

QRS 时限的定义

· 正常 QRS 时限:<0.10 秒。

· QRS 时限延长: ≥ 0.10 秒。

· 注意:通常将 QRS 分为轻度延长（0.10~0.12 秒）及明显延长（>0.12 秒）,对鉴别诊断非常有帮助。

第 6 节 QT 间期

QT 间期的意义

· 心室收缩——心室除极化（QRS 波群）和复极化（T 波）的时间总和。

QT 间期的测量

· QT 间期：以秒为单位，从 QRS（或 QS）波群开始到 T 波结束。最好选取有大的 T 波及 T 波有明确终点的导联（通常选取 II 和 V_2 导联）。

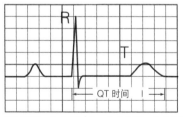

QT 间期 = 8 小格 = 8 × 0.04 秒 = 0.32 秒

· 校正的 QT 间期（QTc）：因为正常的 QT 间期会受到心率的影响，所以经常用到 QTc，即经心率校正后的 QT 间期。

◆ QTc（秒）=QT 间期（秒）除以 R–R 间期（秒）的平方根。例：假设心率 50bpm，R–R 间期 =1.2 秒，QTc=QT $\div \sqrt{1.2}$=QT $\div$ 1.1。

◆ 另一种方法：心率 70 次 / 分时，0.40 秒作为正常 QT 间期，心率每增加或减少 10 次 / 分，QT 间期相应减少（或增加）0.02 秒，为 QT 间期计算值。实测值在计算值 ±0.04 秒范围内。例：心率 100 次 / 分，计算的"正常"QT 间期 =0.40 秒 –（3×0.02 秒）=(0.34±0.04) 秒。心率 50 次 / 分，计算的"正常"QT 间期 =0.40 秒 +（2×0.02）秒 =（0.44±0.04）秒。

QT 间期的定义

· 正常 QTc：对于心率 60~100 次 / 分的正常值为 0.30~0.44 秒。正常 QT 间期 <R–R 间期的 50%。

· QTc 延长：≥ 0.45 秒。

· QTc 缩短：对于心率为 60~100 次 / 分的人 <0.30 秒。

第 7 节 QRS 电轴

QRS 电轴的意义

· 心室电活动的主向量。

QRS 电轴的测量

· 测定在 I、II、aVF 导联"净 QRS 电压"[QRS 波群中正向减去负向 QRS 波折]，测量结果为正向（>0）或为负向（<0）。

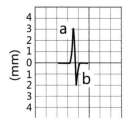

净 QRS 电压 = 正向波 – 负向波
a – b = 3 – 2 = 1（正向）

· 根据下面的表格确定电轴分类（表1）：

表1 电轴的分类

电轴	净 QRS 电压		
	导联 I	导联 aVF	导联 II
正常电轴 (0° ~ 90°)	+	+	
正常变异 (0° ~ -30°)	+	–	+
电轴左偏 (-30° ~ -90°)	+	–	–
电轴右偏 (>100°)	–	+	
电轴向右上偏 (-90° ~ +180°)	–	–	
"+"代表净 QRS 电压为正（>0） "–"代表净 QRS 电压为负（<0）			

第 8 节 QRS 电压

QRS 电压的测量

· 以毫米为单位，测量基线到 R 波波谷（R 波电压）或 S 波峰尖（S 波电压）的值见 QRS 电轴（第 15 页）。

QRS 电压的定义

· 正常电压：QRS 波的振幅正常范围较宽，需根据导联、个体年龄及其他一些因素确定。

· 低电压（R 波峰尖到 S 波波谷）：在所有的肢体导联上 QRS 波总振幅（R+S）<5mm 并且在所有胸前导联上 <10mm。

· 电压增高：见左心室肥大（详见第 103 页）及右心室肥大（详见第 105 页）。

第 9 节 R 波递增

R 波递增的意义

- 确定胸前移行区——R 波电压和 S 波电压相等的导联（R/S=1）。

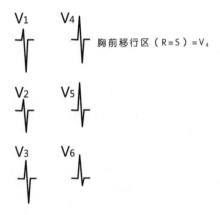

胸前移行区（R=S）=V_4

R 波递增的定义

- 正常 R 波递增：移行区 =（V_2–V_4）在整个胸前导联中，R 波振幅逐渐增加。（例外：V_5 导联 R 波经常大于 V_6 导联的 R 波）。
- R 波递增不良：移行区 =V_5 或 V_6。
- R 波逆向递增：胸前导联 R 波振幅逐渐递减。

第 10 节 Q 波

Q 波的意义

- 当 QRS 波群的第一个波为负向波时，该负向波折为 Q 波。如果一个 QRS 波群中只有一个负向波，它就被视为 Q 波，但该波群被称为"QS"波。

Q 波的测量

- 以秒为单位，测量从 Q 波开始到结束（结束即波形回到基线）的时间。如果 QRS 波群仅含一个 Q 波，则称作"QS"波。

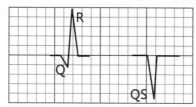

Q 波时间 =1 小格 =0.04 秒

Q 波的定义

- 正常 Q 波：小 Q 波（间期 <0.03 秒）常见于除 aVR，V_1~V_3 之外的大多数导联。
- 异常 Q 波：V_1~V_3 导联出现 Q 波。在 I 、 II 、aVL、aVF、V_4、V_5 或 V_6 导联上 Q 波 ≥ 0.03 秒。

注意: 对于 Q 波心肌梗死, Q 波改变必须见于至少两个相邻的导联上, 并且深度必须 ≥ 1mm。

第 11 节 ST 段

ST 段的意义

· ST 段代表心室除极极结束 (QRS 波) 到复极化开始 (T 波) 的间期。它是指 QRS 波结束到 T 波开始的这段距离。

ST 段的测量

· 以毫米为单位, 相对于 TP 段 (T 波结束到 P 波开始) 的抬高或压低的距离。

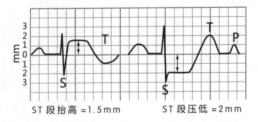

ST 段抬高 =1.5mm   ST 段压低 =2mm

- ST 段形态

ST 段抬高：

弓背向下抬高　　　弓背向上抬高

ST 段压低：

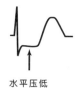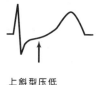

水平压低　　　下斜型压低　　　上斜型压低

ST 段的定义

- 正常 ST 段：通常是等电位的，但是在肢导可比基线抬高 0.5mm 到 1mm；早复极时胸前导联可见高达 3mm 的弓背向下性抬高（详见第 120 页）。

  注意：虽然某些 ST 段的抬高或压低可见于正常情况，但它也可能提示心肌梗死、心肌损伤或者其他的一些病理过程。尤其重要的是当发现有 ST 段抬高或压低时，要考虑临床表现并且和之前的心电图作比较（如果可获取先前的心电图）。

- 非特异性 ST 段：轻度（<1mm）ST 段抬高或压低。

第12节 T 波

T 波的意义

· 心室复极化产生的电活动。

T 波的测量

· 振幅：以毫米为单位，测量基线到 T 波的峰尖或谷底的距离。

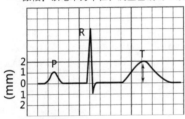

T 波振幅 = 2mm

· 形态：

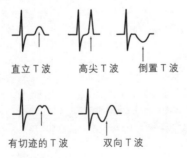

直立 T 波　　　　高尖 T 波　　　　倒置 T 波

有切迹的 T 波　　　双向 T 波

T 波的定义

- 正常 T 波形态：Ⅰ、Ⅱ、V_3~V_6 导联直立；aVR、V_1 导联倒置；Ⅲ、aVL、aVF、V_1、V_2 可能直立、平坦或者双向。健康年轻成人的 V_1~V_3 导联可见 T 波倒置（青少年的 T 波详见第 121 页）。

- 正常 T 波振幅：肢体导联通常 <6mm，胸前导联通常 ≤ 10mm。

- 高大 T 波：肢体导联 >6mm，胸前导联 >10mm。

- 非特异性 T 波：平坦或轻度倒置。

第 13 节 U 波

U 波的意义

- 存有争议：有人认为 U 波代表心室肌的后电位，也有人认为它代表蒲肯野纤维的复极化。

U 波的特点

- 有 U 波出现时，它经常是出现在 T 波之后的一个小波形（通常是正向）。当心率较快时，U 波可能会叠加在前面的 T 波上。

U 波的测量

- 形态：直立、倒置或缺失。

- 高度：以毫米为单位，测量基线到峰尖或谷底的距离。

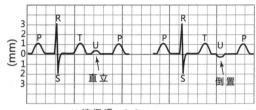

U 波振幅 = 0.3 mm

U 波的定义

- 正常 U 波：并非总是出现。除了 aVR 导联，其他导联的 U 波均为直立的。U 波振幅是 T 波高度的 5%~25%（通常 <1.5mm）。通常在 V_2 和 V_3 导联上 U 波比较明显。
- 明显的 U 波：振幅 >1.5mm。

第 14 节 起搏器

概述

用四字母编码来描述起搏器：

- 第一个字母：指被起搏的心腔 [心房 (A)、心室 (V)、双腔 (D)]。
- 第二个字母：指被感知的心腔（A、V 或 D）。
- 第三个字母：指起搏器的模式 [I（抑制型），T（触发型），D（双重模式）]。

- 第四个字母：指有（R）或无（无字母）*频率应答功能*。有频率应答或频率适应功能的起搏器可以通过对感知到的运动诱发的动作或生理变化（如 QT 间期或血液温度）调整起搏频率。

  例如：VVIR 起搏器指心室起搏（V），心室感知（V），抑制型（I），有频率应答功能（R）。DDD 起搏器指起搏和感知心房和心室，双重模式指感知心房后经人工设置的房室延迟（A–V 间期）后，根据心室电极感知到的心室电活动，来抑制或触发心室电极电信号的输出。

- 典型的单腔起搏器包括 VVI 和 AAI。
- 典型的双腔起搏器包括 DVI 和 DDD。

起搏器评估的步骤

第一步：评估自身的心律。确定心律是不是 100% 起搏，还是自身固有的非起搏心律，起搏器是否处于按需模式。

- 100% 心室起搏

起搏信号

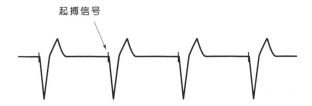

· 心室按需起搏模式（被自身窦性心律抑制的非连续心室起搏）。

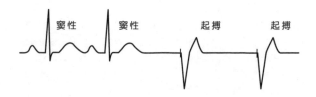

第二步：确定被起搏的心腔。确定起搏信号和 P 波及 QRS 波的关系：起搏信号位于 P 波之前代表心房起搏；起搏信号位于 QRS 波之前代表心室起搏。

· 心房起搏

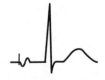

· 心室起搏

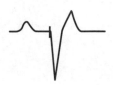

- 心房及心室起搏

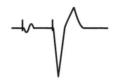

第三步：通过两个连续的起搏周期确定时间间期。

- 对于心房起搏，确定 A–A 间期。

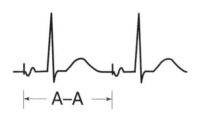

- 对于心室起搏，确定 V–V 间期。

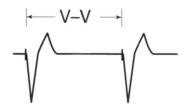

- 对于双腔起搏，确定 A–V 间期及 V–A 间期。

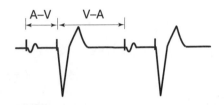

第四步：确定被感知的心腔。

- 心房起搏器：心房感知正常指的是①两个自身 P 波之间的间期小于起搏器设置的 A–A 间期；②一个自身 P 波后如出现心房起搏（起搏 P 波），这两个 P 波间期应等于起搏器设置的 A–A 间期。

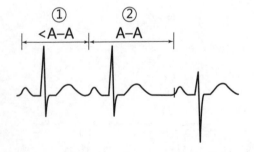

- 心室起搏器：心室感知正常指的是①两个自身 QRS 波的间
  期应小于起搏器设置的 V–V 间期；②一个自身 QRS 波后如
  出现心室起搏（心室起搏 QRS 波），这两个 QRS 波的间
  期应等于起搏器设置的 V–V 间期。

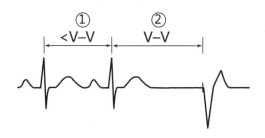

- **双腔起搏器：**
  - ◆ 出现以下情况时提示心房感知：①自身的 P 波后如跟随
    一个自身的 QRS 波，其 P–R 间期应小于起搏器设置的
    A–V 间期；②自身的 P 波后随一起搏的 QRS 波，其 P–R
    间期应等于起搏器设置的 A–V 间期。

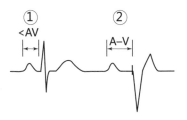

◆ 出现下述情况时提示心室感知：①自身的 QRS 波后出现的自身 P 波，其 V–A 间期小于起搏器设置的 V–A 值；或②自身的 QRS 波后出现的起搏 P 波，其 V–A 间期等于起搏器设置的 V–A 值。

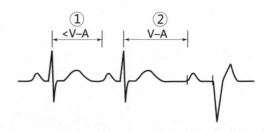

第五步：确定代表正常起搏功能的复合波形的顺序。需要记住，体表心电图只有单腔起搏信号，并不能除外为双腔起搏器的可能性。心室起搏的图形可能为单腔心室起搏器，也可能为双腔起搏器，此时心室的起搏信号刚巧发生在患者自身的 P 波之后（即 DDD 起搏方式）（表 2）

表 2 DDD 起搏方式

起搏模式	心房起搏信号	心室起搏信号
心房起搏	+	−
心室起搏	−	+
双腔起搏	+	+
DDD 起搏	+ − −	− + −
"+"代表体表心电图上有起搏信号 "−"代表体表心电图上无起搏信号		

第六步: 寻找起搏器功能故障。

· 失夺获 (详见第 145 页): 是否有某一个起搏信号后未见除极?

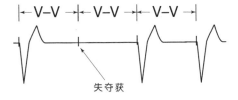

失夺获

· 感知异常:

◆ 感知不良:根据起搏器起搏信号设定的间期,是否存在起搏信号没有被自身的 P 波或 QRS 波抑制,这样会出现一个提前的起搏搏动。如:心室起搏时一个自身的 QRS 波后出现一个提前的起搏 QRS,其 V-V 间期小于设置的 V-V 间期,提示感知不良。

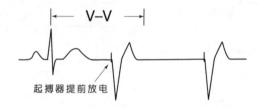

起搏器提前放电

◆ 感知过度:根据起搏器设定的间期,是否存在自身的 P 波或 QRS 波后应出现起搏信号时,而没有出现。其结果是起搏搏动出现较晚。例如,心室起搏时,自身的 QRS 后出现的起搏 QRS 波,其 V-V 间期远大于设定的 V-V 间期。

▼ T波感知过度是将一个T波误判为一个QRS波：

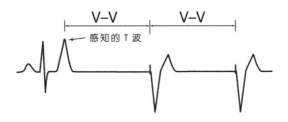

▼ 肌肉收缩的感知过度（肌电位抑制）则是肌电位被误判为一个QRS波：

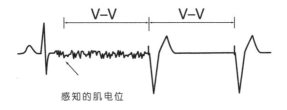

· 其他起搏器功能异常：其他一些少见的起搏器功能异常包括起搏器无放电、起搏器频率变慢以及起搏器介导的心动过速。

—第2章—

心电图的鉴别诊断

第 1 节 P 波

I 导联

P 波倒置

- 异位的房性期前收缩(详见第 70 页)或节律(详见第 72、74 页)。
- 伴逆行心房激动房室交界性 / 室性期前收缩(详见第 61、62 页)或节律(详见第 72、74 页)。
- 右位心(详见第 134 页):I 导联和 aVL 导联的 P–QRS–T 波群倒置,伴胸前导联上 R 波振幅从 V_1~V_5 递减。
- 左右肢导反接(详见第 59 页):I 导联和 aVL 导联的 P–QRS–T 波群倒置,而胸前导联正常,R 波振幅递增。

II 导联

P 波高尖

- 右心房异常 / 肥大(详见第 62 页节)。
- 双心房异常。

P 波呈双峰样,两峰间隔 < 0.03 秒

- 正常。

P 波呈双峰样,两峰间隔 > 0.03 秒且 P 波时限 > 0.12 秒

- 左心房异常 / 肥大(详见第 63 页)。

P 波倒置

- 异位的房性期前收缩(详见第 70 页)或节律(详见第 72、74 页)。

- 房室交界性/室性期前收缩伴逆行心房激动（详见第 79、82 页）或节律（详见第 72、74 页）。

P 波呈规律的锯齿样

- 心房扑动（详见第 75 页）。
- 由于震颤造成的伪差（如：帕金森病、颤抖等）（详见第 61 页）。

完全不规则的基线振动

- 心房颤动（详见第 77 页）。
- 由于震颤造成的伪差（详见第 61 页）。
- 多源性房性心动过速（详见第 73 页）。

多种 P 波形态

- 游走性房性心律（心率 < 100 次 / 分）。
- 多源性房性心动过速（心率 > 100 次 / 分）（详见第 73 页）。
- 窦性或房性节律伴多种房性期前收缩。

V_1 导联

高大正向 P 波

- 右房异常 / 肥大（详见第 63 页）。

深的负向 P 波

- 左房异常 / 肥大（详见第 62 页）。

双峰（圆顶尖角形）P 波

- 心房异位节律（详见第 72 页）。

无 P 波

P 波存在但被掩盖

- 异位房性节律或房性期前收缩（P 波融入前一个 T 波中）。
- 交界性或室上性心动过速（P 波埋藏于 QRS 波群）。
- 室上性节律伴显著的一度房室传导阻滞(P 波融入前一个 T 波中)。

P 波不存在

- 高钾血症引起的窦室传导阻滞（详见第 130 页）。
- 显著的窦房传出阻滞或窦性心动过缓伴交界性或室性心律（逸搏或加速心律）。
- 窦性暂停或停搏（详见第 67 页）。

第 2 节 PR 间期

PR 间期延长（>0.20 秒）

- 一度房室传导阻滞（详见第 90 页）。
- 完全性心脏传导阻滞（详见第 95 页）：PR 间期不固定，P 波与 QRS 波群无固定关系，间期可超过 0.20 秒。
- 室上性或交界性节律伴逆传心房激动：II 导联上 P 波倒置。
- 房性期前收缩（详见第 70 页）。

PR 间期缩短（<0.12 秒）

- 短 PR 间期伴窦性心律及正常 QRS。

- 预激综合征（详见第 97 页）：delta 波，QRS 增宽，ST–T 改变的方向与 QRS 主波方向相反。

- 低位心房异位节律：PR 间期常 > 0.11 秒；II 导联上 P 波倒置。

- 交界性异位收缩或节律伴逆行心房激动：PR 间期常 < 0.11 秒；II 导联 P 波倒置。

第 3 节 PR 段

PR 段压低

- 正常：< 0.8mm。

- 心包炎（详见第 137 页）。

- 由于心房扑动（详见第 75 页）或帕金森震颤（详见第 61 页）引起的假性压低。

- 心房梗死：在相反导联上抬高，常见于下壁心肌梗死。

PR 段抬高

- 正常：< 0.5mm。

- 心包炎（详见第 137 页）：只表现在 aVR 导联上。

- 心房梗死：在相反导联上压低。

第 4 节 QRS 波群的时限

QRS 波群时限 > 0.10 秒，< 0.12 秒

- 左前分支传导阻滞（详见第 109 页）。
- 左后分支传导阻滞（详见第 110 页）。
- 不完全性左束支传导阻滞（详见第 112 页）。
- 不完全性右束支传导阻滞（详见第 108 页）。
- 非特异性室内传导障碍（详见第 112 页）。
- 左心室肥大（详见第 103 页）。
- 右心室肥大（详见第 105 页）。
- 室上性搏动或节律伴室内差异性传导（详见第 67 页）。
- 融合波。
- 预激综合征图形（详见第 97 页）。
- 起源于希氏束周围（即室间隔上部）的室性期前收缩。

QRS 波群时限超过 0.12 秒

- 右束支传导阻滞（详见第 107 页）。
- 左束支传导阻滞（详见第 111 页）。
- 室上性搏动或节律伴室内差异性传导（详见第 67 页）。
- 融合波。
- 预激综合征图形（详见第 97 页）。
- 室性期前收缩（详见第 82 页）。
- 室性节律。
- 非特异性室内传导障碍（详见第 112 页）。
- 起搏心律。

第 5 节 QRS 波群的振幅

QRS 波群低电压

- 慢性肺部疾病（详见第 135 页）。

- 心包积液（详见第 137 页）。

- 黏液性水肿（详见第 140 页）。

- 肥胖。

- 胸腔积液。

- 限制性或浸润性心肌病。

- 弥漫性冠脉疾病。

高大的 QRS 波群

- 左心室肥大（详见第 103 页）。

- 肥厚型心肌病（详见第 138 页）。

- 左束支传导阻滞（详见第 111 页）。

- 预激综合征图形（详见第 97 页）。

- 体型偏瘦的正常人。

V_1 导联上 R 波为主

- 右心室肥厚（详见第 105 页）。

- 后壁心肌梗死（详见第 118~119 页）。

- 电极放置错误：V_1 导联置于第 3 肋间，而不是第 4 肋间。

- 骨骼畸形（如：漏斗状胸）。

- 右束支传导阻滞（详见第 107 页）。

- 预激综合征图形（详见第 97 页）。

- Duchenne 型肌营养不良症。

QRS 振幅交替改变

- 电交替现象（详见第 101 页）。

第 6 节 QRS 波群的电轴

电轴左偏

- 左前分支传导阻滞（如果电轴 ≥ –45°，详见第 109 页）。
- 下壁心肌梗死（详见第 118 页）。
- 左束支传导阻滞（详见第 111 页）。
- 左心室肥大（详见第 103 页）。
- 原发孔型房间隔缺损（详见第 133 页）。
- 慢性肺部疾病（详见第 135 页）。
- 高钾血症（详见第 130 页）。

电轴右偏

- 右心室肥大（详见第 103 页）。
- 垂位心。
- 慢性肺部疾病（详见第 135 页）。
- 肺栓塞（详见第 136 页）。
- 左后分支传导阻滞（详见第 110 页）。
- 侧壁心肌梗死（详见第 117~118 页）。
- 右位心（详见第 134 页）。
- 导联反接（详见第 59 页）。
- 继发孔型房间隔缺损（详见第 132 页）。

第 7 节 Q 波

Q 波型心肌梗死

- 前侧壁心肌梗死：V_4~V_6 导联上出现异常 Q 波。

- 前壁心肌梗死：V_2~V_4 导联中至少有两个相连的导联上出现异常 Q 波。

- 前间壁心肌梗死：V_1~V_3 导联上（有时还有 V_4 导联）出现异常 Q 波。

- 侧壁心肌梗死：I、aVL 导联上出现异常 Q 波。

- 下壁心肌梗死：II、III 和 aVF 导联中至少有两个导联上出现异常 Q 波。

假性心肌梗死（无心肌梗死的 Q 波）

- 预激综合征（详见第 97 页）：与 Q 波相类似的负性 delta 波。

- 肥厚型心肌病（详见第 138 页）：室间隔肥厚所致 I、aVL、V_4~V_6 导联上出现 Q 波。

- 左心室肥大（详见第 103 页）：R 波递增不良，可伴 V_1~V_3 导联 ST 上段升高，与前间壁心肌梗死心电图表现类似。可出现类似下壁心肌梗死的下壁 Q 波。

- 左束支传导阻滞（详见第 111 页）：V_1~V_4 导联上出现类似于前间壁心肌梗死的下壁 QS 波形。III、aVF 导联可出现类似于下壁心肌梗死的 Q 波，这种情况较少见。

- 右心室肥大（详见第 105 页）。

- 左前分支阻滞（详见第 109 页）。

- 慢性肺部疾病（详见第 135 页）：Q 波出现于下壁导联和（或）右胸导联及中胸导联。

- 淀粉样变、结节病以及其他浸润性心肌病：具有电激动的心肌组织被无电激动能力的组织替代。

- 心肌病。

- 胸部畸形（如：漏斗状胸）。

- 肺栓塞（详见第 136 页）：III 导联，有时也涉及 aVF 导联，可见 Q 波，II 导联上 Q 波罕见。

- 心肌炎。

- 心肌肿瘤。

- 高钾血症（详见第 130 页）。

- 气胸：右胸导联出现 QS 波。

- 胰腺炎。

- 导联反接（详见第 59 页）。

- 矫治后的大动脉转位。

- 肌营养不良症。

- 二尖瓣脱垂：III、aVF 导联偶可见到 Q 波。

- 心肌挫伤：心肌内出血和水肿部位出现 Q 波。

- 左 / 右心房肥大：显著的心房复极波（Ta）可使 PR 段压低，与 Q 波相似。

- 心房扑动（详见第 75 页）：扑动波可使 PR 段变形，而类似于 Q 波。

- 右位心（详见第 134 页）。

第 8 节 R 波的演变 (胸前导联)

R 波早期递增 (V_1、V_2 导联上高大的 R 波; R/S > 1)

- 右心室肥厚 (详见第 105 页)
- 后壁心肌梗死 (详见第 118~119 页)。
- 右束支传导阻滞 (详见第 107 页)。
- 预激综合征图形 (详见第 97 页)。
- 正常。
- Duchenne 型肌营养不良症。

R 波递增不良 (胸前导联上 R 波振幅 ≥ S 波振幅, 首先出现在 V_5 或 V_6)

- 正常 (导联放置不正确)。
- 前壁或前间壁心肌梗死 (详见第 117 页)。
- 扩张型或肥厚型心肌病。
- 左心室肥大 (详见第 103 页)。
- 慢性肺部疾病 (详见第 135 页)。
- 肺心病 (详见第 136 页)。
- 右心室肥大 (详见第 105 页)。
- 左前分支阻滞 (详见第 109 页)。

R 波逆向递增 (胸前导联上 R 波振幅逐渐降低)

- 前壁心肌梗死 (详见第 117 页)。
- 右位心 (详见第 134 页)。

第 9 节 QRS 波群的形态

R 波起始部明显粗钝（delta 波）

· 预激综合征图形（详见第 97 页）。

末端的切迹（ R 波或 S 波上）

· 体温过低（Osborne 波，详见第 141 页）。

· 早期复极化（详见第 120 页）。

· 起搏器信号感知不良，（详见第 146 页）。

· 心房扑动（详见第 75 页）：扑动波与 QRS 波重叠。

· 致心律失常性右室发育不良 / 心肌病（Epsilon 波）。

第 10 节 ST 段

ST 段抬高

· 心肌损伤（详见第 124 页）：ST 段在某几个导联上呈弓背向上抬高并伴有 T 波倒置（除了超急期心肌梗死的高尖 T 波）。对应导联 ST 段压低。常可见 Q 波。ST 段和 T 波动态演变，ST 段恢复至基线水平，之前 T 波演变为倒置。

· 急性心包炎（详见第 137 页）：广泛导联（I~III、aVF、V_3~V_6 导联）ST 段抬高，除 aVR 导联外其他各导联上无对应的 ST 段改变。无 Q 波。有时可见 PR 段压低。ST–T 波动态演变，常在 ST 段恢复基线水平后 T 波演变为倒置。

注意：心包炎（以及 ST 段抬高）可呈局灶性。

- 心室壁瘤：ST 段抬高常伴有同导联深大 Q 波或 QS 波；ST 段和 T 波的改变呈持续性并在长时间内保持稳定。

- 早期复极化（详见第 120 页）：ST 段弓背向下抬高，T 波正向，并伴 R 波下降支的切迹。T 波常宽大对称。这种 ST–T 的改变在长时间内保持稳定。

- 左心室肥厚（详见第 103 页）。

- 束支传导阻滞（详见第 107、111 页）。

- 中枢神经系统疾病（详见第 139 页）。

- 心尖部肥厚型心肌病（详见第 138 页）。

- 高钾血症（详见第 130 页）。

- 急性肺心病（详见第 136 页）。

- 心肌炎。

- 心肌肿瘤。

ST 段压低

- 心肌缺血（详见第 123 页）：ST 段水平或下斜型压低。

- 继发于心室肥厚（详见第 125 页）或束支传导阻滞的复极化改变（详见第 107、111 页）。

- 洋地黄效应。

- 由于心房扑动波或显著的心房复极波（见于心房肥大、心包炎、心房梗死）叠加在 ST 段上所致假性压低。

- 中枢神经系统疾病（详见第 139 页）。

- 低钾血症（详见第 131 页）。

- 抗心律失常药物的作用（详见第 129 页）。

- 二尖瓣脱垂。

非特异性的 ST 段改变

· 器质性心脏疾病。

· 药物作用（如：奎尼丁）。

· 电解质紊乱（如：低钾血症，详见第 131 页）。

· 过度通气。

· 黏液性水肿（详见第 140 页）。

· 应激状态。

· 胰腺炎。

· 心包炎（详见第 137 页）。

· 中枢神经系统疾病（详见第 139 页）。

· 左心室肥厚（详见第 103 页）。

· 右心室肥厚（详见第 105 页）。

· 束支传导阻滞（详见第 107~108、111~112 页）。

· 健康的成年人（正常变异）（详见第 58 页）。

第 11 节 T 波

高尖 T 波

· 心肌梗死超急性期。

· 心绞痛。

· 正常变异（详见第 58 页）：常见于中胸导联。

· 高钾血症（详见第 130 页）：更常见于血清钾浓度快速上升的情况。

- 颅内出血（详见第 139 页）。
- 左心室肥厚（详见第 103 页）。
- 右心室肥厚（详见第 105 页）。
- 左束支传导阻滞（详见第 111 页）。
- 房性期前收缩 P 波的叠加，窦性心律伴显著的一度房室传导阻滞，完全性房室传导阻滞等。
- 贫血。

深大倒置的 T 波

- 心肌缺血（详见第 123 页）。
- 左心室肥大（详见第 103、125 页）。
- 右心室肥大（详见第 105、125 页）。
- 中枢神经系统疾病（详见第 139 页）。
- 预激综合征图形（详见第 97 页）。

非特异性 T 波

- 持续的青幼年型：在年轻人中 $V_1 \sim V_3$ 导联上 T 波倒置。
- 器质性心脏疾病。
- 药物作用（如：奎尼丁）。
- 电解质紊乱（如：低钾血症，详见第 131 页）。
- 过度通气。
- 黏液性水肿（详见第 140 页）。
- 应激状态。
- 胰腺炎。
- 心包炎（详见第 137 页）。

- 中枢神经系统疾病（详见第 139 页）。

- 左心室肥厚（详见第 103 页）。

- 右心室肥厚（详见第 105 页）。

- 束支传导阻滞（详见第 107~108、111~112 页）。

- 健康的成年人（正常变异）（详见第 58 页）。

第 12 节 QT 间期

长 QT 间期

- **获得性异常**

    - 药物作用（奎尼丁、普鲁卡因胺、丙吡胺、胺碘酮、索他洛尔、多非利特、阿奇利特、吩噻嗪类、三环类抗抑郁剂、锂剂）。

    - 低镁血症。

    - 低钙血症（详见第 132 页）。

    - 低钾血症（详见第 131 页）。

    - 显著的心动过缓。

    - 颅内出血（详见第 139 页）。

    - 心肌炎。

    - 二尖瓣脱垂。

    - 黏液性水肿（详见第 140 页）。

    - 体温过低（详见第 141 页）。

    - 高蛋白饮食。

- **先天性异常**

    - Romano-Ward 综合征（先天性，听力正常）。

◆ Jervell 和 Lange-Nielsen 综合征（先天性，听力丧失）。

◆ 其他钠和钾通道缺陷的疾病。

短 QT 间期

· 高钙血症（详见第 131 页）

· 高钾血症（详见第 130 页）。

· 洋地黄效应（详见第 128 页）。

· 酸中毒。

· 迷走神经兴奋。

· 甲状腺功能亢进。

· 体温过高。

第 13 节 U 波

显著的 U 波

· 低钾血症（详见第 131 页）。

· 缓慢性心律失常。

· 体温过低（详见第 141 页）。

· 左心室肥厚（详见第 103 页）。

· 冠状动脉疾病。

· 药物作用（洋地黄、奎尼丁、胺碘酮、异丙肾上腺素）。

U 波倒置

· 左心室肥厚（详见第 103 页）。

· 严重右心室肥厚（详见第 105 页）。

· 心肌缺血。

第 14 节 PP 间期 > 2.0 秒

- 窦性暂停或停搏（详见第 67 页）：一过性窦房结停止发放激动。窦性节律恢复后形成的 PP 间期和基础的 PP 间期不成倍数关系。

- 窦性心律失常（详见第 64 页）：PP 间期成周期性变化。

- 二度窦房传出阻滞，莫氏 I 型（文氏现象）（详见第 68 页）：PP 间期进行性缩短直到 1 个 P 波消失。

- 二度窦房传出阻滞，莫氏 II 型（详见第 68 页）：窦性暂停节律恢复后形成的 PP 间期与基础 PP 间期倍数关系（如：2 倍、3 倍等）。

- 三度窦房传出阻滞（详见第 68 页）：完全性窦房传出阻滞；体表心电图上无法和完全窦性停搏鉴别。

- 自主神经张力的突然改变。

- 由于房性期前收缩未下传引起的"假性"窦性暂停（详见第 70 页）：P 波看似消失，但实际上融入前一个 T 波——找到 P 波消失前的 T 波可能有的形态改变，从而确定其为未下传的房性期前收缩。

第 15 节 成组出现的心脏搏动

- 莫氏 I 型，二度房室传导阻滞（详见第 91 页）。
- 莫氏 II 型，二度房室传导阻滞（详见第 93 页）。
- 未下传的房性期前收缩（详见第 70 页）。
- 隐匿性希氏束去极化。

— 第3章 —

心电图标准

第 1 节 一般特征

1. 正常心电图（心率、节律、电轴或 P–QRS–T 无异常）

P 波

- 时限：0.08~0.11 秒。
- 电轴：0°~75°。
- 形态：I、II 导联直立；aVF 导联直立或倒置；III、aVL、V_1、V_2 导联倒置或双相；有时可见小切迹。
- 振幅：肢体导联振幅 <2.5mm；V_1（正向波 <1.5mm，负向波 <1mm）。

PR 间期

- 时限：0.12~0.20 秒。
- PR 段：一般为等电位，也可与 P 波方向呈反方向的抬高或降低；抬高幅度一般 <0.5mm；压低幅度 <0.8mm。

QRS 波群

- 时限：0.06~0.10 秒。
- 电轴：–30°~105°。
- 移行区（胸前导联中 QRS 波群正负向幅度相等）：V_2~V_4。
- Q 波：除 aVR、V_1、V_2 外的其他导联上一般可见小 Q 波（时限 <0.04 秒，振幅 <2mm）。

- R 波峰值时限（从 QRS 波开始到 R 波波峰的时间）：右胸前导联 <0.035 秒；左胸前导联 <0.045 秒。

ST 段

- 一般为等电位，肢体导联上的变化范围在低于基线 0.5mm 至高于基线 1mm 之间；年轻人中有时可见 V_2~V_3 导联（有时可有 V_4）上 3mm 的凹面向上、弓背向下的抬高（早期复极化，详见第 120 页），但在年龄大于 40 岁的人群中一般 <2mm；V_5~V_6 导联上 ST 段凹面向上的抬高超过 1mm 为不常见／较罕见。

T 波

- 形态：I、II、V_3~V_6 导联上为正向波；aVR、V_1 导联上为负向波；III、aVL、aVF、V_1、V_2 导联可为正向、低平或双向；健康成年人中 V_1~V_3 导联上 T 波可倒置（青幼型 T 波，详见第 121 页）。
- 振幅：肢体导联上一般 <6mm，胸前导联一般 <10mm。

QT 间期

- 校正的 QT 间期（QT 间期除以 RR 间期的平方根）=0.30~0.44 秒，其变化与心率相反。

U 波

- 形态：除 aVR 导联外的其他导联上均为正向波。
- 振幅：T 波高度的 5%~25%（一般 <1.5mm）。

2. 临界心电图或正常改变

· 早期复极化（详见第 120 页）。

· 青幼型 T 波（详见第 121 页）。

· I、II、III 导联上 S 波（S1、S2、S3 波形）。注意：有 20% 的健康人可有该表现。

· V_1 导联上 QRS 波群呈 RSR' 型或 rSr' 型且时限 <0.10 秒，r 波的振幅 <7mm，r' 波较 r 波或 S 波小。注意：该改变见于 2% 的正常人，但同时还可见于以下几种情况：

 ◆ 右心室肥厚（详见第 105 页）。

 ◆ 后壁心肌梗死（详见第 118~119 页）。

 ◆ 骨骼畸形（漏斗状胸，直背综合征）。

 ◆ V_1 导联电极放置的位置偏高（置于第 3 肋间）。

· 高大的 P 波。

· P 波有切迹但时限正常。

 注意： ①过度通气可造成 PR 延长，窦性心动过速以及 ST 段压低 ±T 波倒置（下壁导联常见）。②大量食物的摄入，尤其是高碳水化合物的饮食可造成 ST 段压低和（或）T 波倒置。

3. 电极放置不当

肢体导联反接：

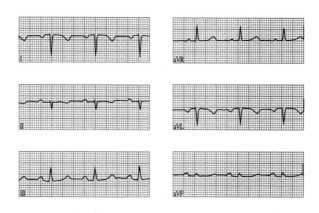

· 上肢导联左右反接。

◆ 得到的心电图在肢体导联上类似于右位心，表现为 I、
  aVL 导联上倒置的 P-QRS-T 波。

◆ II 与 III 导联互换。

◆ aVR 与 aVL 导联互换。

注意： 要区分这些情况，需要看胸前导联：右位心 R 波反
向递增（即从 V_1 到 V_6 R 波的电压逐渐降低）；肢体导联反
接得到的 R 波仍是正常递增。

- 左上肢与左下肢反接。
    - ◆ I 与 II 导联互换。
    - ◆ aVF 与 aVL 导联互换。
    - ◆ III 导联方向相反。
- 右上肢与左下肢反接。
    - ◆ I、II、III 导联方向相反。
    - ◆ aVR 和 aVF 导联互换。

注意：胸前导联反接典型的表现为难以解释的在相邻胸前导联上 R 波电压降低（如：V_1、V_2），而在接下来的胸前导联上 R 波恢复正常递增。

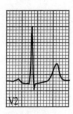 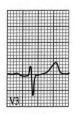 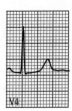

4. 伪差

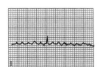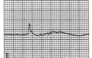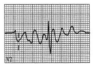

- 交流电干扰（每秒 60 周期）：由于电极不稳定或干电极，心电图机接地不良，或是太过于靠近其他电子设备。快速的正弦波波形使得对 P 波及 ST 段变化的评估不准确。

- 基线不稳：可见于不稳定的电极、深呼吸或不合作的患者。心电图机大量漏电也是干扰原因，使得对于 P 波、QRS 电压以及 ST 段改变的评估不准确。

- 骨骼肌自发性收缩（如：颤抖、焦虑伴有肌紧张）。

  ◆ 由于震颤所致（一般肢体导联比较显著）。

  ◆ 帕金森震颤类似于频率在每分钟 300 次的扑动（每秒 4~6 个周期）。

  ◆ 生理性震颤，每分钟 500 次（每秒 7~9 个周期）。

- 非标准化：没有进行 1mV 定标，阻抗不足或阻抗过大；半电压或双倍电压。电压不准确。

- 心电图以两倍速或半速记录。

- 快速的肢体活动或导联移动（如：刷牙或梳头）：可与室性期前收缩或室性心动过速相类似；遥测或者动态心电图监测时常被错误判断为室性心动过速。

- 电灼烧：显著干扰基线稳定。

- 静脉输液泵：可能产生类似快速 P 波的图形。

第 2 节 P 波异常

5. 右心房异常 / 肥大

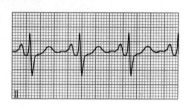

- 高大正向 P 波。
  - ◆ II、III 及 aVF 导联上 > 2.5mm（肺型 P 波）。
  - ◆ V_1 或 V_2 导联上 > 1.5mm。
- P 波电轴右偏（即电轴 ≥ 70°）。

  注意： ①在 30% 的病例中，肺型 P 波可提示右心房肥大。这种右心房异常 / 肥大（详见见第 63 页）引起的肺型 P 波常出现在 V_1 导联上。②显著的心房复极波（Ta）可使 PR 段及 ST 段变形而类似于 Q 波及 ST 段压低。③肺型 P 波可见于下面几种情况：

  - ◆ COPD 伴或不伴肺心病（详见第 135 页）。
  - ◆ 肺动脉高压。
  - ◆ 先天性心脏病（如肺动脉瓣狭窄、法洛四联症、三尖瓣闭锁、艾森曼格综合征）。
  - ◆ 肺栓塞（常为一过性）（详见第 136 页）。
  - ◆ 正常变异，见于有或无垂位心的瘦长体型患者。

6. 左心房异常 / 肥大

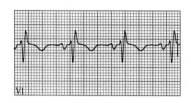

- V₁ 导联上 P 波的末端波型向下且 ≥ 1mm，时限 ≥ 0.04 秒（即深度和宽度均为一小格）。

- II、III、aVF 导联上 P 波有切迹且时限 ≥ 0.12 秒（二尖瓣型 P 波）

  注意： ①超声提示的左房肥大在心电图上可表现为正常 P 波，无左心房肥大也可有二尖瓣型 P 波。②显著的心房复极波（Ta）可使 PR 段及 ST 段变形而类似 Q 波及 ST 段压低。③引起二尖瓣 P 波的机制包括左心房肥厚或扩大、房内传导延迟、左心房容量增加以及左房内压力的迅速增加。上述改变可见于以下情况：

  ◆ 二尖瓣疾病。

  ◆ 器质性心脏病。

  ◆ 主动脉瓣疾病。

  ◆ 心力衰竭。

  ◆ 心肌梗死。

  ◆ 高血压 / 左心室肥厚。

第 3 节 室上性节律

7. 窦性节律

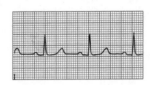

- P 波电轴及形态正常。
- 心房率为每分钟 60~100 次且节律规整（PP 间期变化 <0.16 秒或 <10%）。

8. 窦性心律不齐

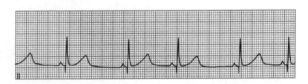

- P 波形态及电轴正常。
- PP 间期周期样（有时发作较突然）改变，常与呼吸周期相关。
- 最长和最短的 PP 间期相差 >0.16 秒或 10%。

  注意：窦性心律不齐是造成逐搏心率变异（HRV）的主要因素。持续存在的 HRV 是活跃、健康和迷走神经紧张的表现，也是心血管病预后良好的重要指标。

9. 窦性心动过缓（<60 次 / 分）

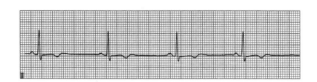

- P 波电轴及形态正常。

- 心率 <60 次 / 分。

  注意： 如果心房率 <40 次 / 分，要考虑 2:1 窦房传出阻滞（详见第 68 页）。原因包括：

  ◆ 迷走神经张力高（正常，尤其是在睡眠中；受过训练的运动员; Bezold–Jarisch 反射；下壁心肌梗死，肺栓塞）。

  ◆ 心肌梗死（多见于下壁）。

  ◆ 药物作用（β 受体阻滞剂、维拉帕米、地尔硫卓、洋地黄、IA、IB、IC 类抗心律失常药、胺碘酮、索他洛尔、可乐定、α – 甲基多巴、利舍平、胍乙啶、锂剂）。

  ◆ 甲状腺功能减退（详见第 140 页）。

  ◆ 体温过低（详见第 141 页）。

  ◆ 梗阻性黄疸。

  ◆ 高钾血症（详见第 130 页）。

  ◆ 颅内压增高（详见第 139 页）。

  ◆ 病窦综合征（详见第 141 页）。

10. 窦性心动过速（>100 次 / 分）

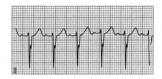

· P 波电轴及形态正常。

· 心率 >100 次 / 分。

注意: 心率增快时 P 波振幅增加, PR 间期常缩短(如: 运动时)。

原因包括:

◆ 应对压力的生理反应（运动、焦虑、疼痛、发热、血容量不足、低血压、贫血)。

◆ 甲状腺毒症。

◆ 心肌缺血 / 梗死。

◆ 心力衰竭。

◆ 心肌炎。

◆ 肺栓塞(详见第 136 页)。

◆ 嗜铬细胞瘤。

◆ 动静脉瘘。

◆ 药物作用(咖啡因、酒精、尼古丁、可卡因、安非他命、沙丁胺醇及其他 β 受体激动剂、内源性儿茶酚胺、肼屈嗪、外源性甲状腺素、阿托品、氨茶碱)。

11. 窦性暂停或停博

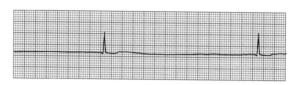

- PP 间期（静止）大于 1.6~2.0 秒。

- 窦性暂停不是基础窦性 PP 间期的倍数。

  注意：①如果窦性暂停是窦性 PP 间期的倍数，要考虑窦房传出阻滞（详见第 68 页）。②窦性暂停需与以下情况鉴别：

  ◆ 窦性心律不齐（详见第 64 页）：周期性，P–P 间期逐渐变化。

  ◆ 二度窦房传出阻滞，莫氏 I 型（文氏现象）（详见第 68 页）：PP 间期进行性缩短直到一个 P 波消失。

  ◆ 二度窦房传出阻滞，莫氏 II 型（详见第 68 页）：窦性暂停是基础窦性节律（PP 间期）的倍数（如：2 倍、3 倍等）。

  ◆ 自主神经张力的突然改变（如：迷走反射）。

  ◆ 由于房性期前收缩（APC）未下传引起的"假性"窦性暂停（详见第 70 页）：P 波融入前一个 T 波——找到 P 波消失前的 T 波可能有的形态改变，从而确定其为未下传的房性期前收缩。

  注意：①完全性窦房传出阻滞（三度窦房传出阻滞，详见第 68 页）在体表心电图上无法与完全性窦性停博鉴别。②窦性暂停/停博是由于窦房结一过性的冲动形成障碍引起的。病因与窦房传出阻滞相同（详见第 68 页）。

12. 窦房传出阻滞

二度窦房传出阻滞： 一些窦房结发出的冲动没有成功的下传至心房，导致 P 波间歇性的消失。常见于病窦综合征（详见第141 页）。

· I 型（莫氏 I 型）窦房传出阻滞：

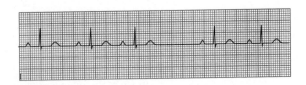

◆ P 波形态和电轴表现为窦房结起源

◆ "成组性的心跳节律" 表现为：

（1）PP 间期逐渐缩短至消失。

（2）PR 间期恒定。

（3）漏搏的 PP 间期 <2 倍的正常 PP 间期。

- Ⅱ型（莫氏Ⅱ型）窦房传出阻滞：

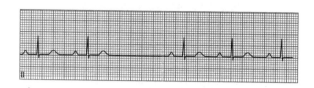

◆ 相等的 PP 间期后出现一次长间歇，这次长间歇与正常
PP 间期成倍数关系（如：2 倍、3 倍等）。

◆ 长间歇可能略小于 2 倍的正常 PP 间期（常不超过 0.10 秒）。

注意：原因包括：

◆ 药物作用（洋地黄、奎尼丁、氟卡尼、普罗帕酮、普鲁卡因胺）。

◆ 高钾血症（详见第 130 页）。

◆ 窦房结功能障碍。

◆ 器质性心脏病。

◆ 心肌梗死。

◆ 迷走神经兴奋。

注意：一度窦房传出阻滞（窦房结发出的冲动延迟传导至心房，
但仍保持 1:1 的比例下传）不能在体表心电图观察到，三度窦
房传出阻滞（完全性窦房传出阻滞）难与窦性停搏鉴别（详见
第 67 页）。

13. 房性期前收缩（APC）

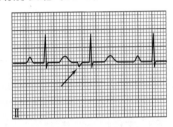

- P 波的形态异常，且相对于正常的 PP 间期而言，异位 P 波出现较早。

- QRS 波群的形态常与窦性 QRS 波群形态相似。以下两种情况除外：

  ① APC 伴差异性传导：QRS 增宽变形；常可见于发生非常早的房性期前收缩。QRS 的形态一般呈右束支传导阻滞图形（这是由于右束支的不应期较左束支长），但也可呈左束支传导阻滞图形或多样性。

  ②未下传的 APC：出现非常早的 P 波后无 QRS 波群。P 波常融合进前一个 T 波中；在长 RR 间期的前一个 QRS 波群后找到变形的 T 波，即证明未下传的房性期前收缩存在。

  ◆ PR 间期可正常、延长或缩短。

  ◆ 期前收缩后间歇常为不完全性代偿间歇（即期前收缩前后两个窦性 P 波的间距小于正常 PP 间期的两倍）。而间位性期前收缩或完全性代偿间歇可在窦房"传入性阻滞"出现且窦房结节律未重整。

  注意：这种情况可见于正常人、劳累、应激、吸烟、药物作用（包括咖啡因和酒精）、器质性心脏病、肺心病。

14. 房性并行心律

· 频发的房性期前收缩，形态相同，独立于窦性心律而形成"竞争"。

· 长异位搏动间期与最短异搏间期呈倍数关系(2倍、3倍等)(因为产生并行心律的起搏点且规律地产生冲动，无论心房是否在不应期都会发放 P 波)。

· 异常的房性融合波与之前的窦性搏动有关(非固定联律)。

  注意：①由于并行心律起搏点可能发生传出性阻滞而导致心房异位搏动在有可能发生时不发生。②房性并行收缩是由于心房内存在一个异位病灶可激动心房，所产生的节律独立于窦性节律，且受传入阻滞保护从而不受去极化影响。这个异位病灶破坏正常心动周期并引发异位心房搏动，该搏动与之前的窦性搏动没有固定关系(非固定联律)。③当出现形态相似的心房期前收缩伴非固定联律时要考虑房性并行心律。

15. 房性心动过速

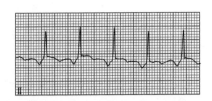

- 3 个或以上连续异位心房搏动（非窦性 P 波），心房率达 100~240 次 / 分。

- P 波可提前、融入（有时无法观察到）或紧跟 QRS 波群后。

- 除非发生二度或三度房室传导阻滞，每一个 P 波后都有 QRS 波群。房性心动过速伴传导阻滞易与心房扑动混淆。房性心动过速伴传导阻滞，在 P 波之间有清晰的等电位的基线；而心房扑动没有（除了偶尔可见于 V₁ 导联）。房性心动过速伴传导阻滞，75% 由洋地黄中毒引起（详见第 128 页），25% 由器质性心脏病引起。

- QRS 常为窄的且与窦性 QRS 波群形态相似，但也可为宽大波形（如果有束支传导阻滞或差异性传导）。

  注意：自律性房性心动过速以及房内折返性心动过速占室上性心动过速的 10%。颈动脉窦按摩引起房室阻滞，但不能终止此类心动过速。非持续性房性心动过速可见于正常人；持续性房性心动过速更常见于器质性心脏病中。

16. 房性心动过速，多源性

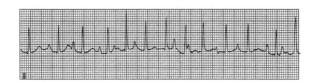

- 房性心率 >100 次 / 分。

- P 波形态 ≥ 3 种（每个波形都是起源于不同的心房起搏点）。

- P–P 间期及 PR 间期不等。

- P 波可能有传导阻滞（即 P 波之后没有紧跟一个 QRS 波），
  或者是下传为窄或宽 QRS 波（如果有束支传导阻滞或差异性
  传导）。

  注意： 多源性房性心动过速可能会与下面几种情况混淆：

  ◆ 伴有多源性房性期前收缩的窦性心动过速有一个优势的
    房性起搏点（如窦房结）。相反，在多源性房性心动过
    速中没有一个占优势的房性起搏点（即没有占优势的 P 波）。

  ◆ 房颤 / 房扑，没有等电位基线。相反，多源性房性心动
    过速有一个明确的等电位基线及 P 波。

  注意： 通常与一些肺部疾病有关，病因有：

  ◆ COPD（慢性阻塞性肺病）/ 肺炎。　　◆ 心力衰竭。

  ◆ 肺心病。　　◆ 手术后。

  ◆ 氨茶碱治疗。　　◆ 脓毒症。

  ◆ 低氧。　　◆ 肺水肿。

  ◆ 器质性心脏病。

17. 阵发性室上性心动过速

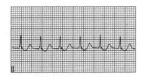
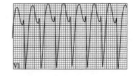

不伴差异性传导   伴差异性传导

- 心律规则。

- 心率 >100 次 / 分。

- P 波不容易确定。

- 通常为窄 QRS 波波形 (有束支传导阻滞或差异性传导则会出现宽的 QRS 波)。

- SVT 是突发突止, 不会永远持续。

- 可存在逆行性房性电活动。

  注意：①如果心率约 150 次 / 分, 可能为 2:1 传导的房扑。在下壁导联上 (Ⅱ、Ⅲ、aVF) 或 V₁ 导联上寻找典型的锯齿样房扑波, 锯齿波可能隐藏于 QRS 波或 ST 段中。②室上性心动过速有多种不同类型, 这些大多不能单凭体表心电图来识别, 可能需要电生理检查来鉴别：

  ◆ 房室结返折性心动过速大概占 SVT 的 60%~70%, 通常是由房性期前收缩引起的。返折发生在房室结, 顺向沿着慢房室结通路 (α) 传导, 逆向沿着快房室结通路 (β) 传导。按摩颈动脉窦可以减慢并常可终止心动过速。通常见于正常人。V₁ 导联上正常窦性心律无 R′ 波, 而在心动过速时出现了 R′ 波, 提示房室结返折性心动过速。

◆ 不典型的房室结返折性心动过速约占房室结返折性心动
过速的 5%~10%，占 SVT 的 2%~5%。返折环在房室结，
伴有沿着快房室结通路（β）的顺向传导及沿着慢房室
结通路（α）的逆向传导。需要借助电生理检查去诊断。
颈动脉窦按摩可以终止心动过速。

◆ 房室返折性心动过速（顺向传导的 SVT）包括预激综合
征及隐匿的旁路。这些情况下，心脏通常是正常的，但
是 WPW 也可伴有 Ebstein 畸形（三尖瓣下移畸形）、
心肌病、二尖瓣脱垂。房室折返性心动过速通常有较短
的 RP，但当室房逆传较慢时，也可出现较长的 RP 间期。

◆ 相对于其他形式的房性心动过速，窦房结折返性心动过
速显示有窦性 P 波，并且和窦性心动过速不易分辨。它
包括窦房结及窦房结周围组织的折返性心动过速，约占
<5% 的 SVT。颈动脉窦按摩可诱发房室传导阻滞但并
不能终止心动过速。偶尔可见于正常人，但更多的见于
有器质性心脏病的情况。

18. 心房扑动

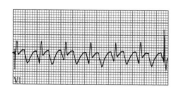

· 快速规律房性波动（房扑波或"F"波），通常频率为
240~340 次 / 分。

注意： ①儿童房扑的频率可能会更快（>340 次／分），使用抗心律失常药（ⅠA、ⅠC、Ⅲ类，即为中度钠离子通道阻滞剂、明显钠离子通道阻滞剂和钾离子通道阻滞剂）和（或）有显著心房扩大时心率会较慢（200~240 次／分）。②帕金森患者震颤（约 4~6 周期／秒）引起的人为地波动与房扑很相似。需寻找前一个 QRS 之前有明显重叠的 P 波证据，尤其在Ⅰ、Ⅱ或 V1 导联上。

- 典型的房扑波形通常存在于：

  ◆ Ⅱ、Ⅲ、aVF 导联：无等电位基线的倒置的 F 波（栅栏样或锯齿样）。

  ◆ V₁ 导联：通常为小的正向波，伴明显的等电位线。

- 不典型的房扑可在下壁导联上呈现直立的 F 波。

- QRS 波可能正常或增宽（如果伴随潜在的束支传导阻滞或差异性传导）。QRS 波的频率及规律性决定于房室传导的顺序（连续性），房室传导比率（房扑波与 QRS 波的比例）经常是固定的，甚至是偶数比（即 2:1,4:1），但是有可能有变化。

  注意： ① 1:1 或 3:1 的奇数比值的传导比率不常见。伴有 1:1 房室传导阻滞的房扑经常有差异性传导，导致一个宽的 QRS 波形，这和 VT 很容易混淆。在未诊治的患者中，≥ 4:1 传导阻滞提示可能同时存在房室传导性疾病。②颈动脉窦按摩常导致一过性的房室传导阻滞增加及心室反应变慢，而对于房扑率没有任何影响。有时候不引起任何效果。当怀疑伴有 2:1 房室传导阻滞的房扑存在时，颈动脉窦按摩可以使房扑波暴露出来帮助明确诊断。终止颈动脉窦按摩，通常的表现是返回到最初的心室率。

- 可能存在完全心脏阻滞伴有交界性或心室性逸搏心律。

  注意： ①在房扑伴有完全心脏传导阻滞及交界性心动过速的状况下，要考虑是否有洋地黄中毒。②房扑波可干扰正常的 QRS 波、ST 段和（或）T 波，导致室内传导延长和（或）心肌缺血的假象。③病因与房颤相似（详见第 77 页）。

19. 心房颤动

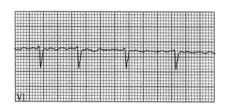

- P 波消失。

- 心房电活动完全无规则并且被不同振幅、时间及形态的房颤波（f）取代，导致基线随机波动。

  注意：心房电活动（f）波在 V_1、V_2、Ⅱ、Ⅲ、aVF 导联上较明显。

- 心室律完全不规则。

  注意：①如果 R-R 间期是规则的，可能有二度或三度房室传导阻滞。②洋地黄中毒可以出现规则的 QRS 节律，因为洋地黄中毒可引起完全性房室传导阻滞并伴有交界性心动过速。在没有用药的情况下心室率通常在 100~180 次 / 分。

  注意：①如果没有使用阻滞房室结的药物，心率小于 100 次 / 分，提示可能存在房室传导系统的疾病。②如果心率 >200 次 / 分且 QRS>0.12 秒则考虑有预激综合征。在窦性心律的 12 导联心电图上可见一短 PR 间期及增宽的 QRS 波，伴起始部顿挫（delta 波）。

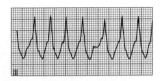

- 易与房颤混淆的情况包括：

  ◆ 多源性房性心动过速（见第 73 页）。

  ◆ 房扑（见第 75 页）。

  注意： 病因包括：

  ◆ 二尖瓣疾病（尤其是严重时）。

  ◆ 器质性心脏病。

  ◆ 高血压。

  ◆ 冠状动脉旁路移植术（CABG）术后（30% 的患者）。

  ◆ 心肌梗死。

  ◆ 甲状腺功能亢进。

  ◆ 肺栓塞（见第 136 页）。

  ◆ 手术后。

  ◆ 低氧。

  ◆ 慢性肺疾病（如肺气肿）（见第 135 页）。

  ◆ 房间隔缺损（见第 132~133 页）。

  ◆ 预激综合征（见第 97 页）。

  ◆ 病态窦房结综合征（快 – 慢综合征）（见第 141 页）。

  ◆ 酒精性（"假日"综合征）。

  ◆ 正常人（孤立性房颤）。

第 4 节 交界性心律

20. 房室交界性期前收缩

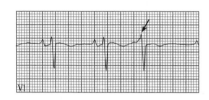

- QRS 波提早出现（与基础的 R–R 间期相比），形态可正常或是增宽（如果有潜在的束支传导阻滞或差异性传导）。

- P 波可位于 QRS 波前但 PR 间期 ≤ 0.11 秒（逆传心房电活动），可能隐藏在 QRS 波内（看不见 P 波），也可能在 QRS 波的后面出现。

- 从房室结附近传出的并向上或向左（即离开下壁的导联向着左侧的导联）传播的心房电活动中，常见于 Ⅱ、Ⅲ 及 aVF 导联上 P 波倒置，在 Ⅰ、aVL 导联上 P 波直立。

  注意：①心房偶尔会被窦房结激动，从而产生一个正常的窦性 P 波。这种情况见于房室交界点及心房在逆行传导阻滞时，或者是在房室交界脉冲到达之前窦房结已经激动了心房的代偿。②经常为固定的联律间期及不完全代偿间歇。③可见于正常人及器质性心脏病患者。

21. 房室交界性逸搏

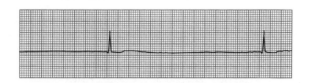

- 常为跟着前一个下传的心搏的窄 QRS 波群，联律间期约为 40 次 / 分。QRS 在有潜在束支阻滞时可增宽。

- P 波位于 QRS 波之前（PR < 0.11 秒）、融入或紧随 QRS 波群（与房室交界性期前收缩相似，详见第 82 页）。

- QRS 形态类似于窦性或室上性节律。

  注意： QRS 波继发于窦性激动形成减慢或传导减慢、高度房室传导阻滞、房性心动过速、房扑或房颤中止后的停搏。

22. 房室交界性节律 / 心动过速

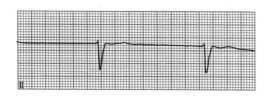

- RR 间期一般规则。

- 心率在 40~60 次 / 分为房室交界性节律，心率 >60 次 / 分称为交界性心动过速。

- P 波可位于 QRS 波之前、融入 QRS 波群或在 QRS 波群后。

- 通常为窄 QRS 波，束支传导阻滞或差异传导时 QRS 可呈宽大波形。

- 心房率和心室率的关系可改变：

    ◆ 如果存在逆行性（VA）阻滞，心房维持窦性节律并出现房室分离（详见第 99 页）。

    ◆ 如果心房被逆行激动（II、III、aVF 导联上 P 波倒置），出现恒定的 QRS–P 间期。

注意： ①若看到心房颤动或扑动伴规律的 RR 间期，要考虑洋地黄中毒（详见第 128 页），这种情况常提示完全性房室传导阻滞伴交界性心动过速。②交界性心动过速可见于急性心肌梗死（常为下壁）、心肌炎、洋地黄中毒及开放性心脏手术后。

第 5 节 室性节律

23. 室性期前收缩

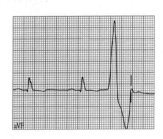

需要有以下几点：

· 宽大的、切迹或顿挫的 QRS 波群，且。

◆ QRS 波提早出现 R-R 间期较正常短。

◆ 前面无 P 波（除了出现在窦性 P 波后的长联律间期
  VPC，在这种情况下，PR 间期一般 ≤ 0.11 秒）。

注意： ①QRS 常都 >0.12 秒，但是源于室间隔上部的室性期
前收缩可有相对正常的 QRS 时限。②若室性期前收缩发生部
位离束支阻滞较远，离室间隔较近，该期前收缩的 QRS 波群
较束支阻滞的 QRS 波群窄。③QRS 波群的初始方向常与窦性
QRS 波群相反。

- 继发性 ST-T 波改变，改变方向与 QRS 主波方向相反（即，R 波占优势的导联上出现 ST 段压低及 T 波倒置，S 波或 QS 波占优势的导联上出现 ST 段抬高且 T 波向上）。

- 联律间期（室性期前收缩到前一个 QRS 之间的时距）可为恒定的或可变的。

  注意：非固定联律要考虑是否存在室性并行心律（详见第 84 页）。

- 任何一个导联上室性期前收缩的形态均可为相同的（单源性）或者不同的（多源性）。

  注意：①虽然多源性室性期前收缩一般是多病灶的（即起源于多个心室内病灶），但是单一的心室病灶也可产生多种形态的室性期前收缩。②可发生心房的逆行夺获。③一个完全代偿间歇（包含室性期前收缩的 PP 间期是正常 PP 间期的两倍），但是若存在窦性心律失常上述关系也可发生改变。当室房传导逆传侵入窦房结并使窦房结的节律重整，室性期前收缩后也可为一个不完全性代偿间歇。较为少见的是插入性室性期前收缩，插入在两个相邻的正常窦性搏动之间但不扰乱正常的窦性节律；插入性室性期前收缩既不表现为完全代偿间歇也不表现为不完全代偿间歇。④心电图以下表现提示为室性期前收缩：QRS 向量不同于窦性起搏，QRS 的时限 > 0.12 秒，存在逆行 P 波（房室结逆行性传导所致）及完全性代偿间歇。⑤可见于正常人及各种原因所致的室性心律失常（详见第 85 页）。

24. 室性并行心律

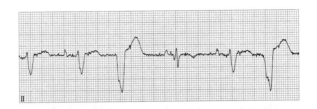

- 频发性室性期前收缩（VPC），心率在 30~50 次 / 分且异位搏动间期与最短异位搏动间期成倍数关系（2 倍、3 倍等）（因为产生并行收缩的病灶以固定频率发放激动，无论心室是否在不应期都会发放 QRS 波）。

- VPC 与前一个窦性心率或室上性搏动的关系不固定（即非固定联律）。

- 除非发生融合，VPC 表现为典型的单形性（任何一个 VPC 都相似，详见第 82 页）。

  注意: ①心房与并行心律同时激动心室可产生融合波，很常见，但不是诊断的必要条件。②心室并行起搏病灶可发生传出性阻滞导致本该发生的异位室性搏动没有发生。③室性并行心律是由于心室内存在一个异位病灶可激动心室，所产生的节律独立于窦性或室上性节律，且受传入性阻滞保护而不受去极化影响。病灶心室以固定周期发放激动，由此形成的 VPC 与前一个窦性心搏没有固定关系。与室性并行心律不同，由前一个窦性心搏诱发的局部折返而引发的单形性 VPCs 常表现为联律间期固定。④若看到室性期前收缩伴联律间期不固定及融合波，要考虑并行心律。

25. 室性心动过速

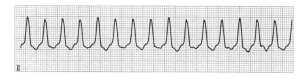

- 快速的连续三个或三个以上的室性期前收缩（详见第 82 页），
  心率 >100 次 / 分。

- R–R 间期通常规则，但也可不规则。

- 有明显的突发突止现象。

- 常有房室分离（见第 99 页）。

- 有时可出现心房逆行性激动、融合波及心室夺获波。

  注意：①室房传导可按照 1:1 的比例或者表现为可变的、固定
  的或完全阻滞；心室的文氏周期也可存在。②在诊断一个宽
  QRS 心动过速的时候，这些发现可以帮助鉴别室性心动过速
  和室上性心动过速伴差异性传导。（表 3）③窄 QRS 的室性
  心动过速很少见。④双向性室速是一种少见的室速，其 QRS
  波群在任一导联上均呈双相交替变化，多见于洋地黄中毒。
  还可见于：

  ◆ 器质性心脏病。

  ◆ 高钾血症 / 低钾血症（详见第 130~131 页）。

  ◆ 低氧 / 酸中毒。

  ◆ 药物作用（洋地黄中毒、抗心律失常药物、吩噻嗪类、
    三环类、咖啡因、酒精、尼古丁）。

  ◆ 二尖瓣脱垂。

  ◆ 偶尔见于正常人。

表 3 宽 QRS 波心动过速的鉴别

表现	支持 VT	支持 SVT 伴差异性传导
QRS 波群形态	与 VPC 相似	与窦性节律或 APC 伴差异性传导相似
心动过速的起始	VPC	APC
存在房室分离	是	否
存在心室夺获波或融合波	是	否
QRS 波群时限（当窦性节律为窄 QRS 波）	呈 RBBB 波形（>0.14s）；LBBB 波（>0.16s）	QRS 时限一般 <0.14 秒
胸前导联上 QRS 波方向	一致（全为正向或全为负向）	不一致（有正向，有负向）
QRS 电轴	左偏或偏向西北象限	
V₁ 导联呈 RSR' 波形	R 波较 R' 波高	R' 波较 R 波高
aVR 导联	起始部为 R 波；或 >0.04s 的 r 或 q 波	

26. 加速性室性自主节律

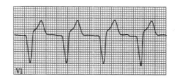

- 规则或轻度不规则室性节律（宽 QRS 波形）。

- 心率 60~110 次 / 分。

- QRS 的形态与 VPC 相似（详见第 82 页）。

- 常可见房室分离（详见第 99 页），室性夺获波以及融合波，这是由异位室性节律与正常的窦性节律竞争所致。

  注意：与室性心动过速不同，加速性室性自主节律并不代表预后不良。可见于：

  ◆ 心肌缺血。

  ◆ 冠状动脉再灌注后。

  ◆ 洋地黄中毒（详见第 128 页）。

  ◆ 偶尔可见于正常人。

27. 室性逸搏或逸搏心律

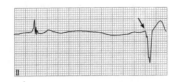

- 单个搏动、规则或轻度不规则的室性节律。

- 心率 30~40 次 / 分（也可为 20~50 次 / 分）。

- QRS 的形态与 VPC 相似（详见第 82 页）。

  注意： 室性逸搏或逸搏心律继发于窦房结形成或冲动下传减慢（如高迷走张力）、高度房室传导阻滞，或者是发生于在房性心动过速、房扑或房颤中止时引起的停搏之后。

28. 心室颤动

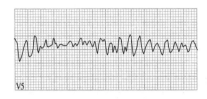

- 极快速且不规律的室性节律，表现为：
  - ◆ 混乱且无规律的振幅及形态的改变。
  - ◆ P 波，QRS 波群以及 T 波完全消失。

  注意：如能在室颤发生的第一分钟内进行除颤，绝大多数致死性心律失常都可以恢复稳定节律。延迟 4~5 分钟会使心脏复律的成功率只有 25%。

第 6 节 房室传导异常

29. 一度房室传导阻滞

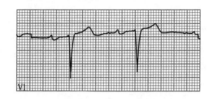

- PR 间期 ≥ 0.20 秒 (常为 0.21~0.40 秒, 也可长达 0.80 秒)。

- 每一个 P 波后都有一个 QRS 波群。

  注意： PR 间期代表以心房去极化开始至心室除极化开始的时间 (即从心房→房室结→希氏束→蒲肯野纤维系统→心室的传导时间), 它不反映窦房结到心房组织的传导, 因此, PR 间期延长伴窄 QRS 波群的阻滞部位一定在房室结。如果 QRS 增宽, 传导延迟或阻滞发生的常见部位是希氏束－蒲肯野纤维系统 (但是若存在束支传导阻滞或心率依赖性的差异性传导, 即使是房室结发生的阻滞也可表现为 PR 间期延长伴宽 QRS)。

  病因如下：

  ◆ 正常人。

  ◆ 运动员。

  ◆ 高迷走张力。

  ◆ 药物作用 (洋地黄、奎尼丁、普鲁卡因胺、氟卡尼、普罗帕酮、胺碘酮、索他洛尔、β 受体阻滞剂、维拉帕米、地尔硫卓)。

◆　急性风湿热。

◆　心肌炎。

◆　先天性心脏病（房间隔缺损、动脉导管未闭）。

30. 二度房室传导阻滞——莫氏 I 型（文氏现象）

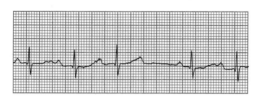

·　PR 间期进行性延长，R–R 间期进行性缩短直到一个 P 波阻滞。

　　注意：R–R 间期进行性缩短是由于每次搏动的 PR 间期的延长量逐渐缩短。

·　未下传前后的 P 波前后的 R–R 间期小于 PP 间期的两倍。

　　注意：①典型的文氏周期可能不会很明显，尤其是存在窦性心律失常或自主神经张力突然发生变化时。②在传导比例高（阻滞比例低）的 I 型阻滞中，受阻 P 波前的 PR 间期若相当，要考虑为 II 型阻滞。在这种情况下，最好比较受阻 P 波前后的两个 PR 间期，PR 间期不等为 I 型阻滞，PR 间期相等则为 II 型阻滞。

　　注意：莫氏 I 型房室传导阻滞由于存在未下传的 P 波，可形成"成组性的搏动"。"成组性的搏动"的其他原因包括：

◆　未下传的 APCs。

◆　二度 II 型房室传导阻滞（详见第 93 页）。

◆ 隐匿型希氏束去极化：提前出现的希氏束去极化可使房室结再次进入不应期，使得紧随其后的窦性搏动遇到不应期，从而造成 P 波受阻并引起假性房室传导阻滞。

注意：Ⅰ型阻滞常发生于房室结水平，从而出现窄的 QRS 波。相比而言，莫氏Ⅱ型传导阻滞常发生在希氏束或其以下水平，80% 可出现宽的 QRS 波。病因如下：

◆ 正常人。

◆ 运动员。

◆ 药物作用(洋地黄、β 受体阻滞剂、维拉帕米、地尔硫卓、可乐定、α – 甲基多巴、氟卡尼、索他洛尔、胺碘酮、恩卡尼、普罗帕酮、锂剂) 。

◆ 心肌梗死（特别是下壁）。

◆ 急性风湿热。

◆ 心肌炎。

31. 二房室传导阻滞——莫氏Ⅱ型

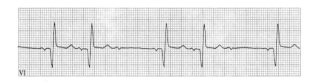

- 规律的窦性或房性心律，间断有不传导的 P 波，没有证据提示房性期前收缩。
- 在下传的心脏搏动中，PR 间期是恒定的。
- 未下传的 P 波前后的 R-R 间期等于 2 倍 P-P 间期。

  注意： ①Ⅱ型二度房室传导阻滞通常发生在希氏束内部或下方；80% 的病例 QRS 波是增宽的。②2:1 的房室传导阻滞可以是莫氏Ⅰ型或Ⅱ型（表 4）。③伴有高传导率（如 10:9 传导）的Ⅰ型阻滞中，阻滞的 P 波前面最接近的 PR 间期如相等，提示Ⅱ型阻滞。在这种情况下，最好比较一下阻滞的 P 波之前及之后的 PR 间期；PR 间期不等提示Ⅰ型阻滞，恒定的 PR 间期提示Ⅱ型阻滞，后者通常是由器质性心脏病引起的。

表 4 提示 2:1 房室传导阻滞机制的特点

特点	莫氏 I 型	莫氏 II 型
QRS 时间	窄	宽
对增加心率和房室传导方法的反应（如阿托品、运动等）	阻滞改善	阻滞加重
对减慢心率和房室传导方法的反应（如按摩颈动脉窦）	阻滞加重	阻滞改善
急性心肌梗死时的影响	下壁心肌梗死	前壁心肌梗死
其他	既往心电图表现为莫氏 I 型	晕厥史

32. 2:1 房室传导阻滞

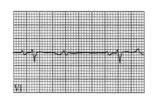

- 规则的窦性或房性心律，每一个 QRS 波前有两个 P 波（即 P 波每间隔一个向下传导一次）。

  注意：可能是莫氏 I 型或 II 型二度房室传导阻滞（表 4）。

33. 三度房室传导阻滞

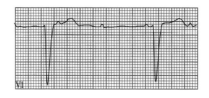

- 心房发出的冲动始终不能到达心室，从而导致心房律和心室律相独立。
- PR 间期不等。
- P–P 间期和 R–R 间期恒定。
- 心房率通常快于心室率。
- 心室律为交界性心室逸搏心律或心室起搏心律。

注意：①P波可在QRS波前面，或者藏在QRS波内（看不见P波），或在QRS波之后引起ST段或T波变形。②心室夺获心律发生率为30%~50%（有QRS波的P-P间期短于没有QRS波的P-P间期）。③心房率大于心室率，则提示完全性房室传导阻滞（根据P波不能下传给未在不应期的房室结和心室的证据可确定）相反，房室分离往往表现为心房率慢于心室率。④导致完全性心脏阻滞的原因包括：

◆ 心肌梗死：5%~15%的心肌梗死会并发完全性心脏阻滞。在下壁心肌梗死中，完全性心脏阻滞通常出现在一度房室传导阻滞或二度Ⅰ型房室传导阻滞后；阻滞通常是发生在房室结水平，常为一过性（<1周），通常伴交界性逸搏心律（窄QRS波；心率≥40次/分）。在前壁心肌梗死中，完全性心脏阻滞是由于广泛的左室受挫所致，通常是出现在二度Ⅱ型房室传导阻滞或双束支传导阻滞后，且死亡率高达70%（死亡原因是泵功能衰竭而不是心脏阻滞）。

◆ 传导系统的退行性病变（Lev病，Lenegre病）。

◆ 心肌浸润性疾病（如淀粉样变、结节病）。

◆ 洋地黄中毒：最常见的可恢复的完全性房室传导阻滞的原因；通常伴随加速性交界性心律（窄QRS波）。

◆ 心内膜炎：室间隔或房室结周围组织炎症或水肿可能导致传导失败或者完全性心脏传导阻滞；PR间期延长通常比心脏阻滞先出现。

◆ 重度高钾血症：死亡原因通常为室速。

◆ 莱姆病：由蜱传播的螺旋体病（伯氏疏螺旋体）引起，这个病首先表现为特征性的皮疹（慢性游走性红斑），接下来数周到数月关节、心脏及神经系统可能受累。心脏受累的表现是不完全性的或完全性的房室传导阻滞，发生在房室结水平，可能伴有晕厥。

◆ 其他：心肌挫伤、急性风湿热、主动脉瓣疾病。

34. 预激综合征

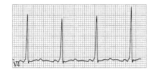
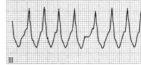

窦性心律   房颤

· 正常的 P 波形态，电轴正常。

· PR 间期 <0.12 秒（很少 >0.12 秒）。

注意：①房室传导通过旁道（肯氏束）下传不经过房室结（房室结传导慢），导致心室的提前激动及短 PR 间期。

· QRS 波起始部分钝挫（Delta 波），导致 QRS 异常增宽（>0.12 秒）。

注意：①在 30% 的病例中 QRS 时限 ≤ 0.10 秒。在这些病例中，心室去极化基本上全部由正常的房室传导系统完成，很少一部分是由旁道的顺向传导形成的②增宽的 QRS 波代表着沿着旁道（Delta 波）传导下去的电活动波形的前部分及房室结的融合。可能会有不同程度的提前激动（融合），导致 Delta 波及 QRS 时限发生变异。

- 继发的 ST-T 波改变（与 QRS 主波方向相反）

注意：①PJ 间期（即 P 波开始到 J 点即 QRS 波结束点的间期）是不变的且 ≤ 0.26 秒。这是由于 PR 间期与 QRS 波的相反关系导致的，即如果 PR 间期缩短，QRS 波增宽；如果 PR 间期延长，则 QRS 变窄。②当房颤或房扑伴有宽度不正常的 QRS 波（通常是增宽的）且心率 >200 次 / 分时，考虑预激综合征。③房颤可以被极快传导，从而导致不正常的及不规则的宽 QRS 波心动过速，此 QRS 波与 VT 很相似并且可以发展成 VF。

概述：预激综合征（WPW）是由于存在一种不正常的心肌特殊传导组织，这些组织形成的心肌网状系统连接心房及心室，不经过房室结形成旁路。人群中发生率约为 0.2%~0.4%，多见于男性及青年人群。虽然 Ebtein 病（由于三尖瓣与三尖瓣环连接异常，导致三尖瓣下移至右心室）、肥厚型心肌病、二尖瓣脱垂、扩张型心肌病患者中预激综合征发生率较高，但有预激综合征的患者一般无结构性心脏病。旁路（AP）分为两种：①显性旁路：兴奋沿旁路顺向传导，在心电图中产生 Delta 波（可为间歇性）。②隐性旁道：兴奋沿房室结顺向传导，旁道有逆行传导功能，心电图无预激波。约 50% 有预激综合征的患者表现有快速心律失常，其中 80% 是房室返折性心动过速，15% 是房颤，以及 5% 的房扑。无症状患者的预后很好。对于有反复的心动过速的患者，总体预后是好的，但是在很少的情况下会有猝死发生。Delta 波及继发的复极化异常会导致心室肥大、束支传导阻滞或急性心肌梗死的假阴性 / 假阳性误诊。Delta 波的极性可帮助判断旁路的位置。Delta 波的极性可帮助判断旁道的位置。

35. 房室分离

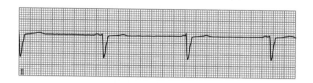

- 房性心律和室性心律相互没有关联。
- 通常室性心律≥房性心律。

  注意：房室分离是其他一些对心律有干扰的情况导致的继发现象。

- 房室分离可能包括：

  ◆ 潜在起搏点自律性增高（如交界性或室性心动过速、心肌缺血、洋地黄中毒、手术后）导致的心室率比正常的心房率快。

  ◆ 由于心房率变慢,频率低于交界区或心室的固有频率(窦性心动过缓、窦性停搏、窦房传出阻滞、迷走张力高、心脏复律后使用 β 阻滞剂）导致心室率快于心房率。

  ◆ 房室传导阻滞导致心室率慢于心房率。

第 7 节 QRS 电轴异常

36. 电轴左偏

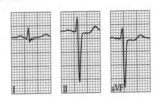

- 平均 QRS 电轴介于 −30° 与 −90°。

  注意: 原因包括:

  ◆ 左前分支传导阻滞(如果电轴 >45°,详见第 109 页)。

  ◆ 下壁心肌梗死(详见第 118 页)。

  ◆ LBBB(详见第 111 页)。

  ◆ LVH(详见第 103 页)。

  ◆ 原发孔型房间隔缺损(详见第 133 页)。

  ◆ 慢性肺疾病(详见第 135 页)。

  ◆ 高钾血症(详见第 130 页)。

37. 电轴右偏

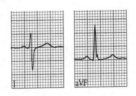

- 平均 QRS 电轴介于 100° 与 270°。

  注意：原因包括：

  ◆ RVH（详见第 105 页）。

  ◆ 垂位心。

  ◆ 慢性肺疾病（详见第 135 页）。

  ◆ 肺栓塞（详见第 136 页）。

  ◆ 左后分支传导阻滞（详见第 110 页）。

  ◆ 侧壁心肌梗死（详见第 118 页）。

  ◆ 右位心（详见第 134 页）。

  ◆ 导联反接（详见第 59 页）。

  ◆ 继发孔型房间隔缺损（详见第 132 页）。

38. 电交替

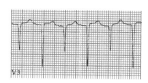

- P 波，QRS 波和（或）T 波的振幅和 / 或方向发生交替性变化。

  注意：原因包括：

  ◆ 心包积液（详见第 137 页）。由于在心脏搏动周期中，心脏在心包积液中摆动导致电交替产生。仅仅有 1/3 的有 QRS 交替的患者有心包积液，仅有 12% 有心包积液的患者有 QRS 电交替。

◆ 如果电交替包括整个 P-QRS-T（完全电交替），往
往为合并心包积液导致的心包填塞（常与窦性心动过
速相关）。

◆ 重度心力衰竭。

◆ 高血压。

◆ 冠状动脉疾病。

◆ 风湿性心脏病。

◆ 室上性或室性心动过速。

◆ 深呼吸。

第 8 节 QRS 电压异常

39. 低电压

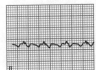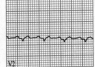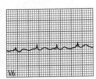

· 整个 QRS 波的振幅（R+S）在胸前导联上 <10mm 且在所有
的肢体导联上 <5mm。

注意：原因包括：

◆ 慢性肺疾病（详见第 135 页）。

◆ 心包积液（详见第 137 页）。

◆ 肥胖。

◆ 限制性或浸润性心肌病。

◆ 伴有左心室大面积心肌梗死的冠状动脉疾病。

◆ 黏液性水肿。

◆ 浆膜腔积液。

40. 左心室肥大

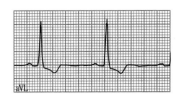

诊断 LVH 的电压标准（在没有复极异常时足以进行诊断）。

· **Cornell 标准（最精确）**—aVL 的 R 波 +V₃ 的 S 波。

$\quad$◆ 男性 >28mm。

$\quad$◆ 女性 >20mm。

· **其他常用的基于电压的诊断标准。**

$\quad$◆ **胸前导联**（以下标准中的 1 条或以上）。

$\quad\quad$▼ V₅ 或 V₆ 的 R 波 +V₁ 的 S 波。

$\quad\quad\quad$· >35mm(年龄 >40 岁)。

$\quad\quad\quad$· >40mm(年龄在 30~40 岁)。

$\quad\quad\quad$· >60mm(年龄在 16~30 岁)。

$\quad\quad$▼ 在胸前导联上 R+S 的最大值 >45mm。

$\quad\quad$▼ V₅ 的 R 波 >26mm。

$\quad\quad$▼ V₆ 的 R 波 >20mm。

$\quad$◆ **肢体导联**（以下标准的 1 条或以上）。

$\quad\quad$▼ Ⅰ导联 R 波 + Ⅱ导联 S 波 ≥ 26mm。

- ▼ Ⅰ 导联≥ 14mm。
- ▼ aVR 的 S 波≥ 15mm。
- ▼ aVL 的 R 波≥ 12mm（一项高度特异性表现，除非伴有左前分支传导阻滞）。
- ▼ aVF 的 R 波≥ 21mm。

注意： QRS 波的振幅（以及根据电压标准诊断 LVH 的敏感性）因一些介于心肌和心电图电极之间的介质增加而降低，如身体组织（肥胖）、空气（COPD、气胸）、液体（心包或浆膜腔积液）或者纤维化组织（冠状动脉疾病、心脏的类肉瘤或淀粉样变）。严重的 RVH 可能会抵消增厚的左心室产生 QRS 向量，从而降低心电图对于 LVH 的诊断。左束支传导阻滞也可以减小 QRS 波的振幅。相反，消瘦体型、左乳房切除、LBBB、WPW、左前束支传导阻滞等在没有 LVH 的状况下 QRS 振幅增加，从而降低了根据电压诊断 LVH 的特异性。

非电压相关性改变（LVH 时经常存在但不列入诊断标准）。

- 左心房异常 / 增大（详见第 63 页）。
- 电轴左偏（详见第 100 页）。
- 非特异性室内异常传导（详见第 112 页）。
- R 波峰值时限延长，QRS 起始至 R 波峰尖 >0.05 秒。
- 在 V₁~V₃ 小 R 波或无 R 波。
- 在 Ⅰ、V₅、V₆ 导联上无 Q 波。
- 在 Ⅱ、Ⅲ、aVF 导联上有异常 Q 波（电轴左偏导致）。
- 明显的 U 波（详见第 127 页）。
- R 波在 V₆ 导联大于 V₅ 导联，证实在这些导联有明显的 R 波。

复极化 [ST 段和（或）T 波] 异常提示 LVH（详见第 125 页）。

41. 右心室肥大

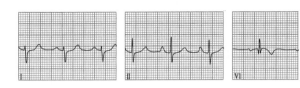

- 电轴右偏伴有平均 QRS 电轴 ≥ +100°。

- 明显的 R 波。

  ◆ V_1 或 V_3R 导联的 R/S>1 或 V_5 或 V_6 导联 R/S ≤ 1。

  ◆ V_1 导联的 R 波 ≥ 7mm。

  ◆ V_1 导联 R 波 +V_5 或 V_6 导联 S 波 >10.5mm。

  ◆ V_1 的 rSR′ 中 R′ >10mm。

  ◆ V_1 导联呈 qR 型。

- 在右侧胸前导联上继发的 ST-T 改变（ST 段下斜型压低，T 波倒置，如果存在，应可确定 RVH）（详见第 125 页）。

- 右心房异常 / 扩大常见（详见第 62 页）。

- R 波峰值时限（QRS 波到 R 波波峰）在 V_1 导联上 <0.05 秒。

  注意：①慢性肺疾病的 RVH 的心电图特点，（详见第 135 页）。
  ②严重的 RVH 可能会抵消增厚的左心室产生的 QRS 向量，从而降低心电图对于 LVH 的诊断。③伴有电轴右偏和（或）明显的 R 波并且很可能与 RVH 相混淆的情况，包括：

  ◆ 后壁或下后侧壁心肌梗死（详见第 118~119 页）。当 V_1 导联上出现高大的 R 波，心电图上的其他发现可以帮助鉴别 RVH 和后壁心肌梗死：在 V_1 和 V_2 导联上 T 波倒置以及电轴右偏倾向于 RVH 的诊断；而下壁出现 Q 波，则诊断倾向于后壁心肌梗死。

◆ 右束支传导阻滞（详见第 107~108 页）。

◆ 预激综合征（A 型）（详见第 97 页）。

◆ 右位心（详见第 134 页）。

◆ 左后分支传导阻滞（详见第 110 页）。

◆ 正常变异（尤其在儿童）。

42. 双心室肥大

以下任意 1 条均可提示该诊断：

· 心电图表现符合 LVH（详见第 103 页）及 RVH（详见第 105 页）的 1 条或 1 条以上的诊断标准。

· 胸前导联提示 LVH，但是 QRS 电轴 >90°。

· LVH 以及：

◆ 在 aVR 导联上 R 波 >Q 波，以及

◆ V_5 导联上 S 波 >R 波，以及

◆ V_1 导联 T 波倒置。

· 在 V_3 及 V_4 导联上振幅巨大且 QRS 波正负向波相等（R=S）（Katz–Wachtel 现象）。

· 右心房异常/扩大（见第 62 页）伴在胸前导联上呈 LVH 型（详见第 103 页）。

第 9 节 室内传导异常

43. 完全性右束支传导阻滞（RBBB）

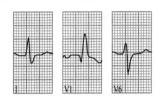

- QRS 波时限延长（≥ 0.12 秒）。

- 在 V₁ 及 V₂ 导联上有第二 R 波（R′ 波）（rsR′ 或 rSR′），
  且通常 R′ 波比第一 R 波高大。

- 在 V₁ 及 V₂ 导联上 R 波峰值时限延迟（QRS 起始到 R 波的
  峰尖 >0.05 秒）。

- 在 V₁ 及 V₂ 导联上有继发的 ST 段及 T 波改变（T 波倒置；可
  有或无 ST 段下斜型压低）。

- 在 Ⅰ、V₅ 及 V₆ 导联上 S 波增宽并且有切迹。

  注意： ①在 RBBB 中，平均 QRS 电轴是由 QRS 波最初的未
  被阻滞时的 0.06~0.08 秒确定的，除非有左前分支传导阻滞
  （详见第 109 页）或左后分支传导阻滞（详见第 110 页）。
  ②RBBB 并不干扰心电图对于左心室肥大或 Q 波心肌梗死的
  诊断。③RBBB 可见于下面情况：

  ◆ 偶尔见于没有基础结构性心脏病的正常人（发生率约
    2/1000，不同于 LBBB）。这些患者基本上和一般人有
    一样的预后。但是在有冠状动脉疾病的患者中 RBBB 的
    发病率是正常人的 3 倍。

◆ 高血压性心脏病。

◆ 心肌病。

◆ 风湿性心脏病。

◆ 肺心病（急性或慢性）。

◆ 传导系统的退行性病变（Lenegre 病）或心脏纤维硬化性疾病（Lev 病）。

◆ Ebstein 畸形。

44. 不完全性右束支传导阻滞 （RBBB）

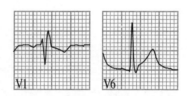

· RBBB 形态（V₁ 导联上 rSR′ 波形，详见第 107 页），QRS 时间在 0.09 秒与 0.12 秒之间。

注意： 其他导致在 V₁ 导联上 RSR′ 形态 <0.12 秒的原因包括：

◆ 正常变异（约出现在 2% 的健康人群中）（详见第 58 页）。

◆ 右心室肥大（详见第 105 页）。

◆ 后壁心肌梗死（详见第 118~119 页）。

◆ 电极放置错误（V₁ 导联没有被放在第 4 肋间隙，而是放在第 3 肋间隙，详见第 59 页）。

◆ 骨骼畸形（如鸡胸）。

◆ 房间隔缺损（详见第 132~133 页）。

45. 左前分支传导阻滞

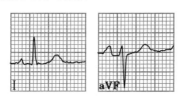

- QRS 电轴左偏，–45°～–90°（详见第 100 页）。

- I, aVL 导联呈 qR 型（或单 R 波）。

- III 导联呈 rS 型。

- QRS 时限正常或轻度延长（0.08~0.10 秒）。

- 除外其他可导致电轴左偏的因素：

  ◆ 左心室肥厚（详见第 103 页）。

  ◆ 下壁心肌梗死（详见第 118 页）。

  ◆ 肺气肿（慢性肺部疾病）（详见第 135 页）。

  ◆ 左束支传导阻滞（详见第 111 页）。

  ◆ 原发孔型房间隔缺损（详见第 133 页）。

  ◆ 重度高钾血症（详见第 130 页）。

注意：①若仅基于 I 导联或 aVL 导联的电压来诊断左心室肥厚，左前分支传导阻滞可导致诊断的假阳性。②常可见 R 波递增不良。③左前分支阻滞可掩盖下壁心肌梗死的表现。④下壁导联上出现 QS 波，可能为下壁心肌梗死或左前分支阻滞可同时存在，但应诊断为下壁心肌梗死。⑤左束支的前分支负责蒲肯野纤维至心室的前壁及外侧壁的传导。⑥见于器质性心脏病，先天性心脏病，正常人群中少见。

46. 左后分支传导阻滞

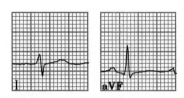

· 平均 QRS 电轴右偏，+100° 至 +180°（详见第 100 页）。

· QRS 时限正常或轻度延长（0.08~0.10 秒）。

· 除外其他可导致电轴右偏的因素：

◆ 右心室肥厚。

◆ 垂位心。

◆ 肺气肿（慢性肺部疾病）（详见第 135 页）。

◆ 肺栓塞（详见第 136 页）。

◆ 侧壁心肌梗死（详见第 117`118 页）。

◆ 右位心（详见第 134 页）。

◆ 导联反接（详见第 75 页）。

◆ 预激综合征图形（详见第 97 页）。

注意：①左后分支阻滞可掩盖侧壁心肌梗死的心电图表现。②与左前分支相比，左后分支较短粗，接受来自左、右冠状动脉的血供。单独的左后分支阻滞较之左束支传导阻滞、右束支传导阻滞及左前分支阻滞少见。③冠脉疾病是左后分支阻滞最为常见的病因；若左后分支阻滞发生于急性心肌梗死期间，往往提示冠脉的多支病变及大面积的心肌梗死，预后不良。左后分支阻滞在正常人群中罕见。

47. 完全性左束支传导阻滞

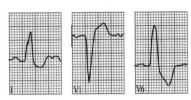

- QRS 时限延长（ ≥ 0.12 秒）。

- I、V₅、V₆ 导联的 R 波峰值时限延长（即 QRS 的起始至 R 波峰值的时间 >0.05 秒）。

- I、V₅、V₆ 导联呈宽大、有切迹的 R 波。

- 继发性 ST–T 波的改变与 QRS 波群的主波方向相反（即 I、V₅、V₆ 导联上 ST 段压低，T 波倒置；V₁、V₂ 导联 ST 段抬高，T 波直立）。

- 右胸导联呈 rS 或 QS 波形。

  注意：①电轴可左偏（详见第 100 页）。②左束支传导阻滞干扰 QRS 电轴的测定、心室肥厚以及急性心肌梗死的诊断。虽然在有左束支传导阻滞的情况下不能最终诊断左心室肥厚，但是超声心动图以及病理学研究发现 80% 的左束支传导阻滞患者有左心室异常增厚。其可见于：

  ◆ 左心室肥厚（详见第 103 页）。

  ◆ 心肌梗死。

  ◆ 器质性心脏病。

  ◆ 先天性心脏病。

  ◆ 心脏传导系统退行性疾病。

  ◆ 正常人群中少见。

48. 不完全性左束支传导阻滞

- 左束支传导阻滞的波形伴 QRS 时限 ≥ 0.09 秒且 <0.12 秒。

49. 非特异性室内传导障碍

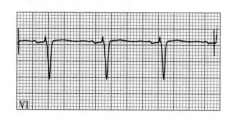

- QRS 时限 ≥ 0.11 秒但形态既不符合 LBBB（详见第 111 页）也不符合 RBBB（详见第 107 页）。

- QRS 波群不延长但有异常的切迹。

  注意：非特异性室内传导障碍可见于以下情况：

  - ◆ 抗心律失常药物中毒（特别是 IA 及 IC 类）（详见第 129 页）。

  - ◆ 高钾血症（详见第 130 页）。

  - ◆ 左心室肥厚（详见第 103 页）。

  - ◆ 预激综合征图形（详见第 97 页）。

  - ◆ 体温过低（详见第 141 页）。

  - ◆ 严重代谢紊乱。

50. 功能性（频率依赖）室内差异性传导

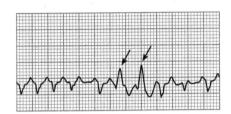

- 室上性心律失常时如房颤、房扑或其他的室上性心动过速出现 QRS 波群增宽（>0.12 秒）。

  注意： ①由于右束支的不应期较左束支长，差异性传导常沿左束支下传，导致 QRS 波群呈右束支阻滞波形。②可与室性心动过速类似（室上性心动过速伴差异性传导和室性心动过速的鉴别详见第 85 页）③正常心室内传导恢复后，可有 T 波的异常。

第 10 节 Q 波心肌梗死

心肌缺血、心肌损伤、心肌梗死

· 缺血：ST 段压低；T 波常倒置；无 Q 波。

· 损伤：ST 段抬高；无 Q 波。

· 梗死：异常 Q 波；ST 段抬高或压低；T 波倒置，正常或直立
  且呈两肢对称的尖峰形。

  注意：既往心肌梗死但无 Q 波，可见于①前壁心肌梗死：可
  仅有前壁导联的 R 波降低或 V_2~V_5 导联 R 波递增不良。②
  后壁心肌梗死：V_1 或 V_2 导联上呈大 R 波，常与下壁心肌梗
  死合并存在，心肌梗死急性期时 V_1~V_3 导联 ST 段压低。

ST 段显著抬高

· 新近在两个或两个以上导联上发生的 J 点（QRS 波群与 ST
  段的交接点）处 ST 段抬高，V_1、V_2 或 V_3 导联上 ST 段抬高
  ≥ 2mm。

· 其他各导联上 ST 段抬高 ≥ 1mm。

· 常呈弓背向上（"外翻的口袋"状）抬高。

· 心肌梗死后可持续存在 48 小时至 4 周。

  注意：ST 段持续抬高超过 4 周提示室壁瘤形成。

T 波倒置

- 典型的 T 波倒置开始于 ST 段仍抬高时（与心包炎不同）且持续时间不确定。

  注意：发生急性心肌梗死时可无明显的 ST 段抬高或降低；约 40% 急性左回旋支闭塞的患者，以及 10%~15% 右冠脉或左前降支闭塞的患者心电图无明显改变。

异常 Q 波

- V_2~V_3 导联上出现任何 Q 波。
- I、II、aVL、aVF、V_4、V_5 或 V_6 导联上 Q 波 ≥ 0.03 秒。
- 至少两个相邻导联上 Q 波存在变化且 Q 波深度 ≥ 1mm

  注意：① Q 波的出现不能作为鉴别透壁性心肌梗死或心内膜下心肌梗死的依据。②发生过 Q 波心肌梗死的患者中，20% 超过的患者在心肌梗死后数月至数年 Q 波缩小或消失。

从心电图可估计梗死发生的时间

- 新近发生或急性：急性心肌梗死引起的复极化异常具有典型的演变模式。通常最早的改变是在梗死区域出现高尖的 T 波（超急性期 T 波）；由于这种改变发生很早（<15 分钟）且持续时间短暂，所以常不易被记录。如果心脏透壁缺血超过几分钟，高尖的 T 波就发展为 ST 段显著抬高，抬高的高度 ≥ 1mm 才有意义。心肌梗死的 ST 段抬高一般是弓背向上的抬高（与急性心包炎或正常早期复极化的改变不同，此两者的 ST 段呈弓背向下抬高）。随着急性心肌梗死的进展，ST 段逐渐下降，T 波开始倒置。T 波常随着 ST 段逐渐下降而进行性加深。异常 Q 波在心肌梗死后的数小时至数天内可出现。

◆ 急性心肌梗死：异常 Q 波，ST 段抬高（非心肌梗死的导联上 ST 段有时可压低）。超急性期出现 T 波高尖（一过性）。

◆ 近期发生的心肌梗死：异常 Q 波，ST 段在等电位线上，缺血型 T 波（常为倒置）。

· 发生时间不确定或陈旧性：异常 Q 波，ST 段位于等电位线上，T 波非特异性改变或正常。

注意：例外：不出现 Q 波的心肌梗死可见于以下情况：① 前壁心肌梗死：前壁导联 R 波振幅减低或仅有 V_2~V_5 导联上 R 波递增不良。②后壁心肌梗死：V1~V3 导联上呈大 R 波，且 ST 段压低。

假性心肌梗死

假性心肌梗死见 P43~P44 造成假性心肌梗死的情况（心电图表现与心肌梗死类似）

存在束支传导阻滞时 Q 波心肌梗死的诊断

· RBBB：不干扰 Q 波心肌梗死的诊断；Q 波诊断标准适用于所有类型的心肌梗死。

· LBBB：存在 LBBB 时很难做出心肌梗死的诊断。然而急性损伤有时很明显。

51. 前侧壁心肌梗死（新近发生或急性）

- V_4~V_6 导联上出现异常 Q 波并伴明显的 ST 段抬高。

52. 前侧壁心肌梗死（发生时间不确定或陈旧性）

- V_4~V_6 导联上出现异常 Q 波而无明显的 ST 段抬高。

53. 前壁或前间壁心肌梗死（新近发生或急性）

- V_2~V_4 导联中至少两个相邻的导联上出现异常 Q 波并伴明显的 ST 段抬高。

  注意：①V_1 导联上的 Q 波可区分前间壁和前壁心肌梗死，不过实践中没有必要对两者进行鉴别。②一些心电图的教材认为，即使没有异常 Q 波，若有 V_2~V_5 导联上 R 波振幅逐渐降低也表明既往有前壁心肌梗死。但胸前导联上仅有 R 波电压的降低不伴异常 Q 波不能列入 Q 波心肌梗死内。

54. 前壁或前间壁心肌梗死（发生时间不确定或陈旧性）

- V_2~V_4 导联中至少两个相邻的导联上出现异常 Q 波，但无明显的 ST 段抬高。

55. 侧壁心肌梗死（新近发生或急性）

- I、aVL 导联上出现异常 Q 波伴明显的 ST 段抬高。

  注意：aVL 导联上单独的 Q 波不能说明存在侧壁心肌梗死。

56. 侧壁心肌梗死（发生时间不确定或陈旧性）

- I、aVL 导联上出现异常 Q 波无明显的 ST 段抬高。

57. 下壁心肌梗死（新近发生或急性）

- II、III、aVF 导联中至少两个导联上出现异常 Q 波伴明显的 ST 段抬高。

  注意： I、aVL、$V_1 \sim V_3$ 导联上对应的 ST 段常有明显压低。

58. 下壁心肌梗死（发生时间不确定或陈旧性）

- II、III、aVF 导联中至少两个导联上出现异常 Q 波，不伴明显的 ST 段抬高。

59. 后壁心肌梗死（新近发生或急性）

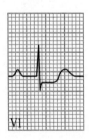

- V_1 或 V_2 导联上第一个 R 波 ≥ 0.04 秒，伴 R 波振幅 ≥ S 波振幅（R/S>1）及 ST 段显著降低（常 ≥ 2mm）。
- 在 R 波为主波的导联上 T 波明显直立。

注意：①左室后壁不同于前壁、下壁以及侧壁，心电图导联可直接置于其上。急性后壁心肌梗死不表现为异常 Q 波和 ST 段抬高，而是在胸前导联（V_1~V_3）上出现镜像改变，包括 R 波为主波（异常 Q 波的镜像改变）以及 ST 段水平压低（ST 段抬高的镜像改变）。急性后壁心肌梗死常与急性下壁或下侧壁心肌梗死一同在心电图上有所改变，但也可以单独发生。②右心室肥大（详见第 105 页）、预激综合征（详见第 97 页）以及 RBBB（详见第 107 页）会干扰对后壁心肌梗死心电图的诊断。

60. 后壁心肌梗死（发生时间不确定或陈旧性）

· V_1 或 V_2 导联上 R 波为主波（R/S>1）且无明显的 ST 段压低。

注意：必须与其他原因造成的 V_1 或 V_2 导联上高 R 波鉴别，包括右心室肥厚、预激综合征、RBBB 以及电极放置错误。

注意：常同时存在下壁缺血或梗死的证据。

第11节 复极异常

61. 正常改变，早复极

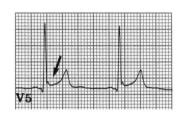

· ST 段在 QRS 波与 ST 段交接处（J 点）呈上斜型抬高。

· ST 段弓背向下抬高并以对称的直立 T 波（常具有大的振幅）
  结束。

  注意： V_6 导联上 ST 段抬高的高度应小于 T 波高度的 25%。

· R 波的下降支有明显的切迹或顿锉。

· 常发生于 V_2~V_5 导联；有时也可见于 II、III、aVF 导联。

· 对应导联无 ST 段降低。

  注意： 大部分的健康年轻人都有不同程度的 ST 段抬高，特别
  是在胸前导联上。

62.正常改变，青少年型 T 波

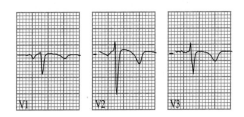

- 在正常人的 V_1~V_3 导联上呈持续性的 T 波倒置（常为不对称的，也不深）。
- I、II、V_5、V_6 导联上 T 波直立。

  注意：青少年型 T 波是心电图的一种正常变异，常见于儿童，偶尔见于正常的成年女性，而成年男性中少见。

63. 非特异性 ST 段和（或）T 波异常

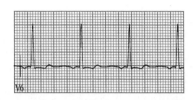

- ST 段轻度压低或抬高（<1mm）和（或）T 波水平或轻度倒置。
  注意：①正常 T 波常 ≥ R 波高度的 10%。②可见于：

  ◆ 器质性心脏病。

  ◆ 药物作用（如：奎尼丁）。

  ◆ 电解质紊乱（如：高钾血症、低钾血症）。

  ◆ 过度通气。

  ◆ 黏液性水肿（详见第 140 页）。

  ◆ 饱食后。

  ◆ 应激。

  ◆ 胰腺炎。

  ◆ 心包炎（详见第 137 页）。

  ◆ 中枢神经系统疾病（详见第 139 页）。

  ◆ 左心室肥厚（详见第 103 页）。

  ◆ 右心室肥厚（详见第 105 页）。

  ◆ 束支传导阻滞（详见第 107、111 页）。

  ◆ 健康成年人（正常变异）（详见第 58 页）。

  ◆ 持续性青少年型：年轻人中 V_1~V_3 导联上 T 波倒置。

64. 提示心肌缺血的 ST 段和（或）T 波异常

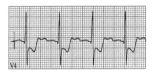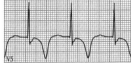

- 缺血性 ST 段改变：

  ◆ ST 段呈水平型或下斜型下移，伴或不伴 T 波倒置。

  注意：房扑波或显著的心房复极波（可见于左 / 右心房肥大，心包炎，心房梗死）可使 ST 段变形导致假性压低。

- 缺血性 T 波改变：

  ◆ T 波双相伴或不伴 ST 段压低。

  ◆ 对称或深倒置的 T 波；常有 QT 间期延长。

  注意：①对应导联上可有明显的 T 波改变（如：下壁导联上呈高大直立的 T 波，伴前壁导联上深大倒置的 T 波）。②急性缺血期倒置的 T 波倒置变浅或直立（假性正常化）。③常可见显著的 U 波（直立或倒置）（详见第 127 页）。④高大直立的 T 波还可见于：

  ◆ 正常的健康成年人（详见第 58 页）。

  ◆ 高钾血症（详见第 130 页）。

  ◆ 心肌梗死早期。

  ◆ 左心室肥厚（详见第 103 页）。

  ◆ 中枢神经系统疾病（详见第 139 页）。

  ◆ 贫血。

65. 提示心肌损伤的 ST 段和（或）T 波异常

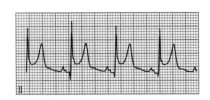

- 损伤心肌 / 急性梗死区域的导联上可见急性的 ST 段弓背向上（早期可为弓背向下）抬高 ≥ 1mm。
- ST-T 进行性改变：在 ST 段恢复至基线水平前，T 波倒置。
- 非梗死区域的导联上常可见 ST 段压低。
- 急性后壁损伤常可见 V_1 或 V_2 导联上 ST 段水平或下斜型压低，T 波直立，并可见大 R 波。

  注意：认真地考虑临床中实际情况是十分重要，因为 ST 段抬高除了可提示心肌损伤外，还可见于以下情况：

  ◆ 急性心包炎（详见第 137 页）。

  ◆ 室壁瘤。

  ◆ 早期复极化（详见第 120 页）。

  ◆ 左心室肥厚（详见第 103 页）。

  ◆ 高钾血症（详见第 130 页）。

  ◆ 束支传导阻滞（详见第 107、111 页）。

  ◆ 心肌炎。

  ◆ 心尖肥厚型心肌病（详见第 138 页）。

  ◆ 中枢神经系统疾病（详见第 139 页）。

  ◆ 正常（V_1~V_3 导联上 ST 段抬高可达 3mm）。

66. 提示电解质紊乱的 ST 段和（或）T 波异常

- 高钾血症，低钾血症，高钙血症或低钙血症可引起任何形式的心电图异常。（详见第 130~132 页）。

  注意： ①低镁血症所致的改变与低钙血症类似（QT 延长）。
  ②肾衰常导致多种电解质紊乱伴多种相关的心电图异常。

67. 继发于心肌肥厚的 ST 段和（或）T 波异常

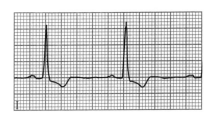

- **左室肥厚：** ST 段和 T 波方向与 QRS 主波的方向相反：
  - ◆ QRS 波群主波向上（I、V_5、V_6 导联）的导联，ST 段压低（弓背向下），T 波倒置。
  - ◆ QRS 波群主波向下（V_1、V_2 导联）的导联，ST 段轻度抬高（<1mm），T 波直立；当电压更高时，V_1、V_2 导联上 ST 段抬高可达 2~3mm。
- **右室肥厚：** V_1~V_3 导联上 ST 段压低，T 波倒置，有时这种改变可见于 II、III、aVF 导联。

68.QT 间期延长

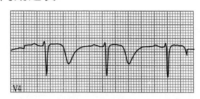

· 校正的 QT 间期（QTc）≥ 0.45 秒，心率为 60 次 / 分时，QTc =QT。QTc =QT 间期除以前一个 R–R 间期的平方根。

  注意：测量 QT 间期时注意要选择一个 T 波较大且末端清晰的导联。也要选择一个 QT 间期最长的导联。

· 较简单的测量 QT 间期的方法：

  ◆ 用 0.40 秒作为正常的 QT 间期，此时心率为 70 次 / 分。心率每增加（或减少）10 次 / 分，QT 间期减少（或增加）0.02 秒（测量值应在计算得出的正常值 ±0.04 秒内）如心率 100 次 / 分，计算得出正常的 QT 间期 = 0.40 秒 – (3 X 0.02 秒) = （0.34±0.04）秒。心率 50 次 / 分，计算得出正常的 QT 间期 = 0.40s +(2 X 0.02 秒) = （0.44±0.04）秒。

  ◆ 一般而言，正常的 QT 间期应小于 R–R 间期的 50%。

  注意：QT 间期代表心室电活动的时间（即，心室开始去极化至复极化完成的时间），与心率的变化负相关，且睡眠时较清醒时长（可能与迷走神经张力增高有关）。

  与 QT 间期延长相关的情况还包括：

  ◆ 药物作用（奎尼丁、普鲁卡因胺、丙吡胺、胺碘酮、索他洛尔、多非利特、阿奇利特、吩噻嗪类、三环类抗抑郁药、锂剂）。

  ◆ 低镁血症。

◆ 低钙血症（详见第 132 页）。

◆ 显著的心动过缓。

◆ 颅内出血（详见第 139 页）。

◆ 心肌炎。

◆ 二尖瓣脱垂。

◆ 黏液性水肿（详见第 140 页）。

◆ 体温过低（详见第 141 页）。

◆ 高蛋白饮食。

◆ Romano-Ward 综合征（先天性，听力正常）。

◆ Jervell 和 Lange-Nielsen 综合征（先天性，听力丧失）。

69. 显著 U 波

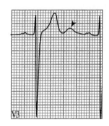

· 振幅≥ 1.5mm。

注意： 正常 U 波是 T 波高度的 5%~25%，且在 V$_2$ 和 V$_3$ 导联上最大。病因如下：

◆ 低钾血症（详见第 131 页）。

◆ 缓慢型心律失常。

◆ 体温过低（详见第 141 页）。

◆ 左心室肥厚（详见第 103 页）。

◆ 冠状动脉疾病。

◆ 药物作用（洋地黄，奎尼丁，胺碘酮，异丙肾上腺素）。

第 12 节 提示的临床疾病

70. 洋地黄的作用

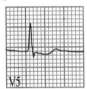

V5

· 凹面向上的 ST 段下斜型压低。

· T 波平坦、倒置或者双向。

· QT 间期缩短。

· U 波振幅增加。

· PR 间期延长。

　　注意：在有 LVH、RVH 或束支传导阻滞的情况下，ST 段改变很难解释。但是，如果出现典型的下斜型 ST 段改变，并伴有 QT 间期缩短，要考虑洋地黄的作用。

71. 洋地黄中毒

· 洋地黄中毒能够引起除束支传导阻滞外，几乎任何一种类型的心律失常或者传导异常。典型的异常表现包括：

　　◆ 伴有阻滞的阵发性房性心动过速。

　　◆ 房颤伴三度房室传导阻滞（规则的 R-R 间期）。

　　◆ 二度或三度房室传导阻滞。

　　◆ 伴有加速性交界性心动过速（详见第 81 页）或加速性室性自主节律（详见第 87 页）的完全性房室传导阻滞（详见第 95 页）。

◆ 伴有交替的束支传导阻滞的室上性心动过速。

注意：①某些情况可加剧洋地黄中毒，如低钾血症、低镁血症及高钙血症。②洋地黄中毒时禁止房颤电复律，因为可能会引起心脏停搏时间延长或者是室颤（应该在电复律之前检查洋地黄浓度）。

72. 抗心律失常药物作用

以下情况可能提示有：

· 轻度 QT 间期延长（详见第 126 页）。

· 明显的 U 波（最早的表现之一）（详见第 127 页）。

· 非特异性 ST 段和（或）T 波异常（详见第 122 页）。

· 房扑率降低。

73. 抗心律失常药物中毒

以下情况可提示：

· 明显的 QT 间期延长（详见第 126 页）。

· 室性心律失常，包括尖端扭转性室速在内（阵发性不规则室性心动过速，心率在 200~280 次 / 分，伴有 QRS 波的振幅及极向正弦样改变，QT 间期延长）。

· 宽 QRS 波。

· 不同程度的房室传导阻滞。

· 明显的窦性心动过缓（详见第 65 页）、窦性停搏（详见第 67 页）或者是窦房传出阻滞（详见第 68 页）。

74. 高钾血症

心电图改变取决于血清 K⁺ 的浓度及升高的速度：

- K⁺=5.5~6.5 mEq/L。

  - ◆ 高尖的、窄基底的 T 波。

  - ◆ 注意：一般定义在胸前导联上 >10mm，肢体导联上 >6mm；也可见于正常变异、急性心肌梗死、LVH 或 LBBB。

  - ◆ QT 间期变短。

  - ◆ 可逆性左前分支传导阻滞（详见第 109 页）或左后分支传导阻滞（详见第 110 页）。

- K⁺=6.5~7.5 mEq/L。

  - ◆ 一度房室传导阻滞（详见第 90 页）。

  - ◆ P 波变平增宽。

  - ◆ QRS 波增宽。

- K⁺>7.5 mEq/L。

  - ◆ P 波消失，引起的原因可能有：

    - ▼ 窦性停搏（详见第 67 页）。

    - ▼ 窦室传导（窦性脉冲通过特殊的心房纤维传导至心室，无心房去极化）。

  - ◆ LBBB（详见第 111~112 页）、RBBB（详见第 107~108 页）或者显著的增宽的类似于正弦波形的广泛的室内差异性传导（详见第 112 页）。

  - ◆ ST 段抬高。

  - ◆ 心律失常及传导异常，包括室性心动过速（详见第 85 页）、室颤（详见第 89 页）、心室自主节律（详见第 87~88 页）、心脏停搏。

75. 低钾血症

以下表现提示有低钾血症：

· 显著的 U 波（详见第 127 页）。

· ST 段压低以及 T 波低平。

  注意：80% 的血钾 <2.7mmol/L 的患者，35% 的血钾为 2.7~3.0mmol/L 以及 10% 的血钾 >3.0mmol/L 的患者中可见到 ST-T 压低及 U 波改变。

· P 波振幅增高，时限延长。

· 可见 QT 间期延长。

  注意：如果纠正了血钾浓度后 QT 间期仍然异常，就要考虑是否有低镁血症。

· 心律失常及传导异常，包括阵发性房性心动过速伴传导阻滞、一度房室传导阻滞（详见第 90 页）、二度 I 型房室传导阻滞（详见第 91 页）、房室分离（详见第 99 页）、VPC（详见第 82 页）、室性心动过速（详见第 85 页）以及室颤（详见第 89 页）。

76. 高钙血症

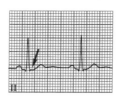

· QTc 缩短（通常是由于 ST 段缩短导致）。

· 可能会见到 PR 间期延长。

  注意：对于 P 波、QRS 波或者 T 波几乎没有影响。

77. 低钙血症

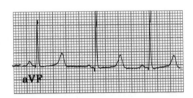

- QTc 延长（详见第 126 页）（最早的也是最常见的表现），
  主要是由于 ST 段延长但是 T 波的时间没有改变（仅见于低钙
  血症或低体温者）。

- 偶尔有平坦型、尖型或倒置的 T 波。

78. 继发孔型房间隔缺损

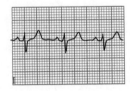 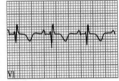

以下表现提示有继发孔型房间隔缺损：

- V₁ 导联上有典型的 RSR′ 或 rSR′ 波形，且 QRS 时间 <0.11 秒
  （不完全性 RBBB，详见第 108 页）。

- 电轴右偏（详见第 100 页）± 右心室肥大（见第 105 页）。

- 近 30% 的患者有右心房异常 / 肥大。

- <20% 存在一度房室传导阻滞（详见第 90 页）。

  注意：继发孔型房间隔缺损占所有 ASD 的 70%~80%；主要
  是由于卵圆窝部位的组织缺失。

79. 原发孔型房间隔缺损

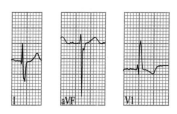

以下表现提示有原发孔型房间隔缺损：

· V₁ 导联上 RSR′ 波。

· 不完全性 RBBB（详见第 108 页）。

· 电轴左偏（详见第 100 页）（与继发孔型 ASD 的电轴右偏相反）。

· 15%~40% 有一度房室传导阻滞（详见第 90 页）。

· 重症病例已有心室肥大（详见第 106 页）。

  注意：原发孔型房间隔缺损占所有 ASD 的 15%~20%，是由于低位房间隔的组织缺损。这些 ASD 通常比较大并且可能伴随肺静脉畸形。原发孔型 ASD 经常伴有二尖瓣前叶裂、二尖瓣返流以及 Down 综合征。

80. 右位心镜像

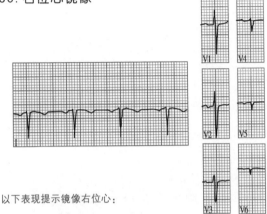

以下表现提示镜像右位心：

· I、aVL 导联的 P-QRS-T 倒置（上下颠倒）。

注意：右位心及导联反接都可以在 I 及 aVL 导联上产生 1 个上下互换的 P-QRS-T 的波形。要判别是哪种情况导致的，要看 V_1~V_6 的 R 波形态：

◆ R 波反向递增（即 R 波的振幅从 V_1 到 V_6 递减）提示右位心。

◆ R 波递增正常提示导联反接。

注意：镜像型右位心是最常见的右位心形式，腹部及胸腔的脏器（包括心脏）被转到他们正常位置的相反一边（内脏转位型右位心）。这种形式的右位心一般没有严重的先天性心脏畸形（除了位置异常，并不影响心功能）。孤立的右位心，心脏旋转到胸腔右侧，但是其他脏器都在正常的位置。这种类型的右位心通常伴有严重的先天性心脏畸形，导致在婴幼儿或少儿期出现严重的临床问题。

81. 慢性肺疾病

- 以下特点，提示 COPD：

    ◆ 右心室肥大（详见第 105 页）。

    ◆ 电轴右偏（详见第 100 页）。

    ◆ 右心房异常 / 扩大（见第 62 页）。

    ◆ 胸前导联 R 波递增不良。

    ◆ 低电压（见第 102 页）。

    ◆ 假性前间隔梗死图形。

    ◆ 在 I、II 及 III 导联上的 S 波（即 S1S2S3 形态）。

- 慢性肺疾病也可看见窦性心动过速（详见第 66 页）、交界性心律（详见第 91 页）、多源性房性心动过速（详见第 73 页）、不同程度的房室传导阻滞、非特异性的室内差异性传导（详见第 112 页）或者束支传导阻滞（详见第 107~108、111~112 页）。

    注意：慢性肺疾病有以下心电图特点提示右室肥大：

    ◆ QRS 波右向偏移。

    ◆ V_1 及 V_2 导联 T 波倒置。

    ◆ II、III、aVF 导联 ST 段压低。

    ◆ 一过性的 RBBB。

    ◆ V_1 导联上呈现 RSR′ 波或 QR 波。

82. 急性肺心病，包括肺栓塞

- 大面积肺栓塞伴肺动脉压升高时会引起以下心电图改变：右心室扩大负荷增高及心脏顺钟向转位：

  ◆ 30% 以上出现 S1Q3 或 S1Q3T3 并且持续 1~2 周。

  ◆ 小于 25% 出现右束支传导阻滞（完全性或不完全性的），通常持续时间小于 1 周。

  ◆ 继发于右心室负荷增高的 T 波倒置，可见于右侧胸前导联，并可持续数月。

  ◆ 心电图的其他表现，包括电轴右偏、非特异性 ST 段及 T 波改变，以及肺型 P 波。

  ◆ 可出现心律失常及传导异常，包括窦性心动过速（最常见的心律失常）、房颤、房扑、房性心动过速以及一度房室传导阻滞。

- 急性肺栓塞及心电图的临床表现有时可能会与急性下壁心肌梗死混淆：在两种情况下都可以发生，Ⅲ 及 aVF 导联上有 Q 波及 T 波倒置，但是，肺栓塞时 Ⅱ 导联上 Q 波罕见，高度提示是心肌梗死。

  注意：心电图异常经常是一过性的，一些肺栓塞患者心电图可能是正常的。但是，即使是没有急性肺心病其他心电图表现，窦性心动过速通常也存在。

83. 心包积液

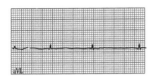 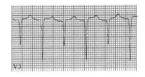

- QRS 波低电压（详见第 102 页）（左图）和（或）电交替（详见第 101 页）（右图）。

  注意：心包积液时常出现 QRS 波低电压及电交替，但特异性及敏感性不是很高。

- 可能会出现急性心包炎及其他特点（详见第 137 页）。

84. 急性心包炎

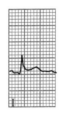 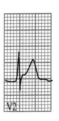 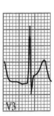

- 典型的 ST 段及 T 波形态的演变包括四个阶段但并非总出现：
  - ◆ 阶段 1：除了 aVR 导联之外的几乎所有的导联上出现 ST 段弓背向下抬高；除了 aVR 导联，其他导联上没有相应的 ST 段压低。

◆ 阶段 2：ST 段交界（J 点）返回基线，并且 T 波振幅开始下降。

◆ 阶段 3：T 波倒置。

◆ 阶段 4：心电图恢复正常。

注意：①T 波倒置通常发生在 ST 段回到基线之后而心肌梗死时，ST 段仍然抬高时 T 波已经开始倒置。②心包炎可能是局灶性的（如心包切开术后），可导致部分导联（而不是弥散的）ST 段抬高。③相对于特发性、风湿性或恶性心包炎，化脓性心包炎更易出现典型的 ST-T 改变。

· 急性心包炎的其他表现：

◆ 窦性心动过速（详见第 66 页）。

◆ PR 段早期压低（aVR 导联上 PR 抬高）。

◆ 低电压（详见第 102 页）。

◆ 如果有心包积液（详见第 101 页），可见电交替现象（详见第 137 页）。

85. 肥厚型心肌病

· 大多数有 QRS 波异常。

◆ QRS 振幅增大。

◆ 异常增大的 Q 波（假性心肌梗死型，包括下壁、侧壁及前壁）。

◆ V_1 导联上 R 波高大伴 T 波倒置，与 RVH 相似。

· 20% 有电轴左偏（详见第 100 页）。

· ST 段及 T 波改变：

◆ 常见非特异性 ST 段或 T 波异常（详见第 122 页）。

◆ 心室肥大或传导异常引起的继发性的 ST 段或 T 波改变。

◆ 心尖肥厚型心肌病在 $V_4 \sim V_6$ 导联上可见深的 T 波倒置。

- 常见左心房异常 / 扩大（见第 63 页）；偶见右心房异常 / 扩大（详见第 62 页）。

  注意： 大多数肥厚型心肌患者心电图不正常，50%~65% 的有 LVH，20%~40% 的有左心房异常 / 扩大，20%~30% 有病理性 Q 波（尤其是 I 、aVL、V_4~V_5 导联）。ST 段及 T 波改变（继发于 LVH 的复极异常）是最常见的心电图表现，电轴右偏很少见。本病偶有房室传导阻滞及病窦。最常见的死亡原因是猝死，危险因素包括年龄较小的人有晕厥史和（或）在心电监护上显示无症状的室性心动过速。

86. 中枢神经系统疾病

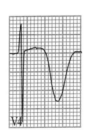

- 中枢或蛛网膜下腔出血的"典型改变"通常出现在胸前导联：

  ◆ 高大直立或深倒的 T 波。

  ◆ QT 间期延长（经常是很明显的）（详见第 126 页）。

  ◆ 明显的 U 波（详见第 127 页）。

- 其他改变：

  ◆ T 波切迹伴有振幅减低。

  ◆ ST 段改变：广泛 ST 段抬高，与急性心包炎相似，或局限性 ST 段抬高，与急性心肌损伤相似，或 ST 段压低。

◆ 与心肌梗死相似的异常 Q 波。

◆ 可出现任何的心律失常（窦性心动过速或心动过慢、交界性心律、VPC、室性心动过速等）。

注意：中枢神经系统疾病的心电图表现可能与下面几种情况相似：

◆ 急性心肌梗死。

◆ 急性心包炎（详见第 137 页）。

◆ 药物作用或药物中毒（详见第 128~129 页）。

87. 黏液性水肿

· 低电压（详见第 102 页）。

· 窦性心动过缓（详见第 65 页）。

· T 波低平或倒置。

· PR 间期可能延长（详见第 90 页）。

· 时常伴有心包积液（详见第 137 页）。

· 可能出现电交替（详见第 101 页）。

88. 低体温

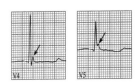

- 窦性心动过缓（见第 65 页）。
- PR 间期、QRS 波以及 QT 间期均延长（见第 90、112、126 页）。
- Osborne 波（J 波）：QRS 波终末期向上偏移（"驼峰"样）；体温降低时振幅增加。

  注意：早复极也可见到和 Osborne 波相似的切迹。

- 50%~60% 的人有房颤（详见第 77 页）。
- 其他心律失常，包括房室交界性心律（详见第 81 页）、室性心动过速（详见第 85 页）、室颤（详见第 89 页）。

89. 病态窦房结综合征

以下 1 条或以上均可提示该病：

- 显著窦性心动过缓（详见第 65 页）。
- 窦性停搏（详见第 67 页）或窦房传出阻滞（详见第 68 页）。
- 心动过缓与心动过速交替出现。
- 房颤伴慢心室率，在窦性心动过缓、窦性停搏或窦房传出阻滞之前 / 之后出现的房颤伴慢心率。
- 房性期前收缩或房性心动过速后窦房结恢复时间延长。
- 房室交界性逸搏心律。
- 常并发其他传导系统异常，包括房室传导阻滞（详见第 90~96 页）、非特异性 IVCD（详见第 112 页）和 / 或束支传导阻滞（详见第 107~108、111~112 页）。

第 13 节 起搏心律

90. 心房或冠状窦起搏

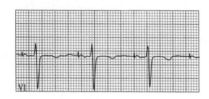

- 起搏信号后出现心房除极波。

- 如自身心率低于起搏频率，开始出现心房起搏，并且有一个固定的 A–A 间期。

- 感知到自身的心房电活动（P 波）抑制起搏器发放冲动，并重置起搏器计时间期，A–A 间期后没有感知到自身心房电活动，起搏器则开始发放电冲动。

91. 按需型心室起搏器（VVI），正常工作

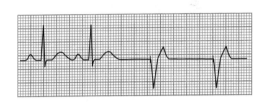

- 起搏器发放冲动后产生一个与自身 QRS 波形态不同的 QRS 波。
- 按需型心室（VVI）起搏器感知及起搏功能均只作用于心室，不干预心房本身的活动。如果心电记录上只有心室起搏心律就无法鉴别起搏器是按需型或是非同步起搏，如有自身的 QRS 波出现而起搏心律被抑制，就可判断为按需型起搏。
- 适当地感知心室激动（QRS 波群）并对起搏器节律进行重整。若一个起搏间期（V-V 间期）过后仍没有感知到心室的激动，心室起搏器释放冲动，一个新的周期开始。
- 若起搏器在 V-V 间期结束前感知到患者自身发出的 QRS 波，则抑制心室的起搏脉冲的发放，开始一个新的计时周期。
- 对于有频率应答的 VVI-R 起搏器，心室起搏的频率会随活动而增加（有一个上限频率）。

92. 双腔起搏器（DDD）

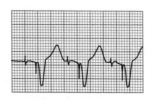

- 起搏和感知心房与心室。
- 起搏器感知心房激动后，抑制心房起搏，抑或触发心室刺激心室按心房自身频率激动。
- 如果起搏频率超过自身的频率，将会出现心房（A）及心室（V）起搏心律伴有固定的心房、心室起搏间期（A–V间期）以及心室起搏至下一个心房起搏间期（V–A间期）。
- 感知心室激动后（QRS和心室起搏搏动都可以）起搏器节律重整。如果起搏器在V–A间期结束前感知到自身心房激动(P)，起搏器抑制心房的脉冲发放。如果在V–A间期结束前，起搏器没有感知到自身心房的激动(P)，它将会发放脉冲激动心房。

　　感知心房激动后（自身的P波和心房起搏搏动都可以）起搏器节律重整。如果在AV间期结束前感知到心室激动（QRS），起搏器对心室的脉冲发放将受到抑制。如果在AV间期结束前，起搏器没有感知到自身心室的激动（QRS），它将会发放脉冲激动心室。

93. 起搏功能异常，间歇失夺获（心房或心室）

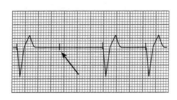

· 起搏信号没有引起正常地去极化（心肌已脱离不应期）。

· 可能原因有电极移位、穿孔、起搏阈值增高（可由于心肌梗死、氟卡尼、胺碘酮、高钾血症）、电极损坏或绝缘损伤、脉冲发放故障（由于电池耗竭）或不适时的节律重整。

注意：除外"假性功能异常"，即起搏脉冲信号进入心室不应期。

94. 起搏功能异常，间断感知（心房或心室）

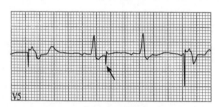

- · 起搏器处于"抑制"模式：起搏器无法被适当的自身去极化所抑制。

- · 起搏器处于"触发"模式：起搏器无法被适当的自身去极化所触发。

- · 自身或异位节律没有使起搏器节律重整，导致起搏器非同步发放脉冲信号（起搏心律与自主心律竞争）。

- · 低振幅信号（特别是 VPCs）和不恰当的灵敏度参数设置。导致失夺获的原因（详见 145 页）都可导致感知障碍。

  注意：①一般可通过重设起搏器的感知参数进行纠正。②警惕"假性功能障碍"（即起搏脉冲信号进入心室不应期）。③早搏除极发生下述情况时，不易被感知到：

  ◆ 进入起搏器设置的不应期。

  ◆ 振幅没有达到起搏器感知范围。

  注意：起搏信号落在 QRS 波群起始部，可能不表示感知功能障碍；通常可见于合并 RBBB 的右心室起搏患者。